那一天，憂鬱找上我

告訴自己，一切都會好轉

RENE MERINo.
雷內・梅里諾 圖・文
葉淑吟 譯

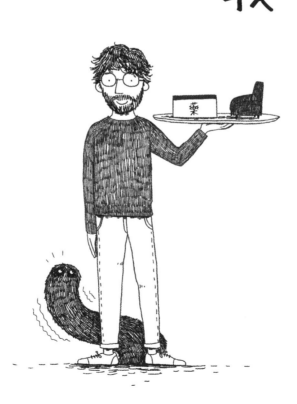

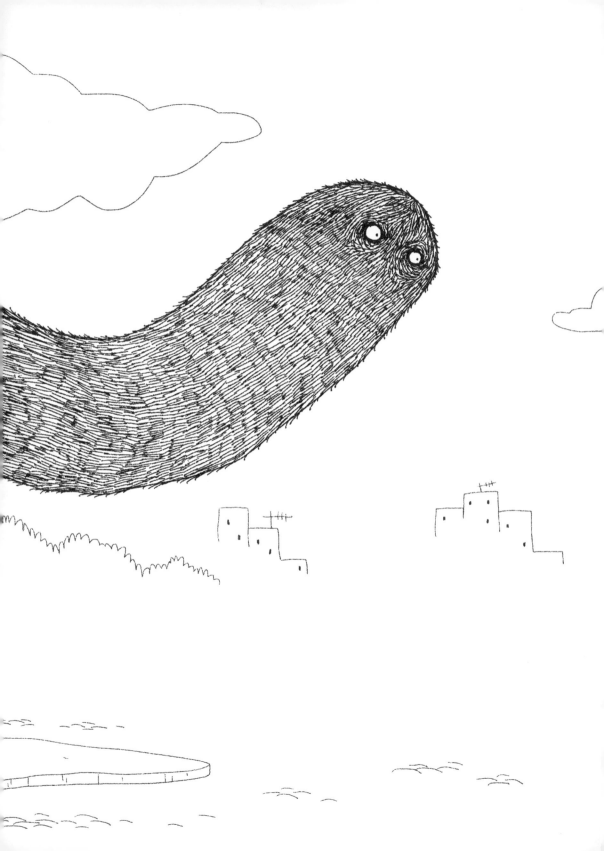

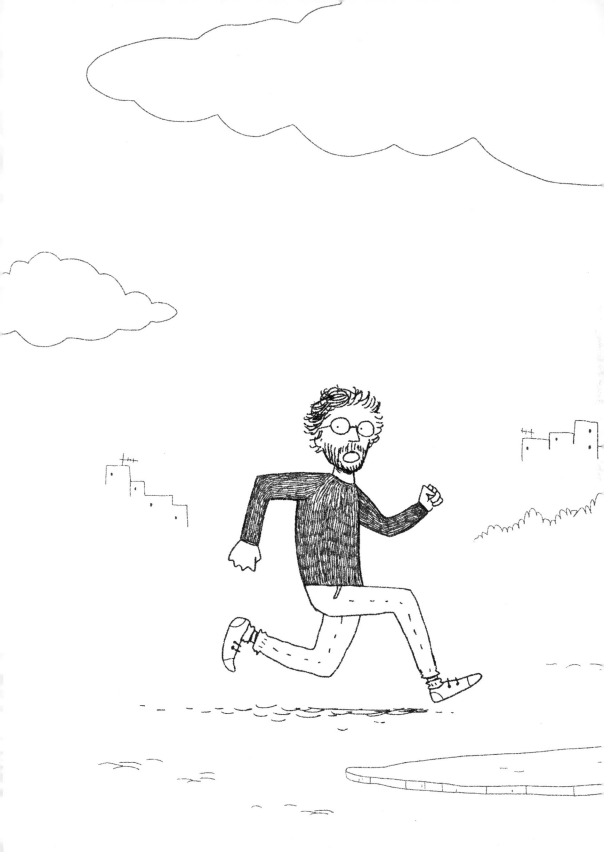

「我不孤單」的共鳴

作者以帶點小幽默、頗具個人獨到特色的圖文,爬梳自己得到憂鬱症的歷程。相信憂鬱症患者讀了這本書,會有「我不孤單」的共鳴;也給身旁有憂鬱症的人,能夠對憂鬱症有更多的了解與同理。

__李貞慧(閱讀推廣人)

獨特的方式認識世界

很多人以為身為心理師,我一定天天都很開心吧?
其實不然,任何人都有可能被憂鬱找上。
如果你懷疑自己陷入憂鬱情緒,或想了解憂鬱症是什麼,
這本書用非常生動有趣的方式,帶你認識這個獨特的世界。

__盧美妏(人生設計心理諮商所 共同創辦人 \ 諮商心理師)

一絲微光,一絲希望

憂鬱症是種會讓人更陷入孤獨的疾病,活著就已經耗盡僅存的能量,好像整個人下潛到深海中,不斷下墜的感覺就如同被世界遺棄。而「相信事情會漸漸好轉」是個希望,好像陰暗處的一絲微光,我想這本書可以讓你知道這世上仍有人能懂你,陪伴你度過漫漫長日。

__鄧善庭(諮商心理師)

一起抵抗黑洞的吞吃

寫這段文的時候,正好華語天后COCO李玟離開人世,我希望寫些正面力量給大家,但現在的我真做不到。我能寫的只有,當你真的撐不下去的時候,千萬要去找醫生,事情真的會變好的,讓我們一起抵抗這個黑洞的吞吃,加油!

__彭顯惠(小間書菜主理人)

沒事的，我們一起游上去吧。

文／大田FB社群專欄作家　宇希

　　初次閱讀這本書時，我感到滿滿的療癒與被理解。

　　比起感冒，人們通常對「憂鬱」不熟悉，甚至先入為主地貼上負面標籤，這一點作者在書中也用插畫呈現，他曾經以為會尋求精神科醫生協助的人都是「瘋子」，但事實上他們都只是和你我相似的普通人，或者一般人聽到對方在吃感冒藥會覺得很正常，但當藥物換成抗憂鬱藥時，就會露出不安的眼神。

　　比起浮木，這本書更像是當你落水的時候，有另一個人拉起你的手微笑說：「嘿，沒事的，我們一起游上去吧。」

　　不知道要向誰求助、不知道自己究竟是怎麼了，以及想要消失的無助日子裡，這本書會告訴你「這不是你的問題，你一點也不孤單」。

　　我想，在讀完這些溫暖的文字與幽默的插畫後，我知道自己不是一個人。

不要輕忽我們的情緒變化

文／譯者　葉淑吟

　　我能明白旁人很難體會憂鬱患者的感受；即便多少年來，看過相關書籍的描述、討論，目睹身邊的人深陷其中的痛苦。

　　記得當時我十歲，每個禮拜總是引頸期盼鋼琴課到來。在這之前，我學了差不多一年多鋼琴，正脫離初階邁向新的一階，欣喜之餘，卻沒注意一向溫柔甜美的鋼琴老師變得鬱鬱寡歡。這個過程其實很明顯，只是十歲的年紀尚不懂察言觀色，等到發現老師不太對勁時，已經是很後來的事。老師臉上的微笑消失無蹤，眉頭深鎖，表情哀傷，尤其是無法專注教琴，我清楚記得最後一次上課，她指法凌亂，眼神渙散，甚至無法好好說上一句話。後來，聽說她家庭失和，聽說她罹患憂鬱症，聽說她……這麼多年來，我再也沒見過她，但是看到的和聽說的林林總總，讓我對憂鬱拼湊出最初的想像。

　　今年很湊巧接觸到這本圖文書《那一天，憂鬱找上我》，並藉由作者敘述的親身經歷，對憂鬱有較為完整一點的認識，初步了解心理師和精神科醫師的差別，更重要的是體諒患者的感受。正如作者所說，大多數人在一生中多少有一定程度的焦慮、沮喪或心理方面問題，但許多人並不自覺。因此，我們不要輕忽情緒的變化，更不要吝於對身邊需要傾聽的人伸出援手。

獻給薩爾瓦多

序言

完成這一本創作，我費盡千辛萬苦，因為這是我第一次在書中披露一段私人過往。我的畫往往看得到我的影子，而且占有重要的比例，但是我從未以第一人稱聊這麼私密的東西。我盡可能以最簡單和接近事實的方式呈現，當然也加了點幽默的元素，因為不論事情如何，總有些引人發噱的點。我希望，你們在讀了我所分享的經驗，能有所收穫，當四周一片黑暗，或者就算沒有那麼黑暗時，總能想起永遠有個人陪在一旁。

雷內‧梅里諾，馬德里，二○二二年六月

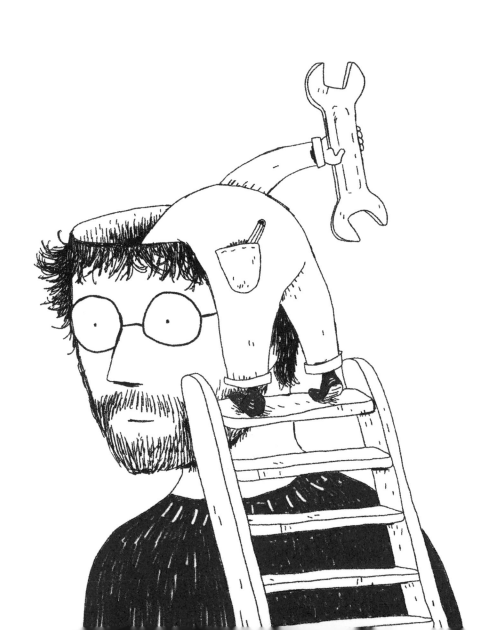

哈囉，我叫雷內（René），我最愛畫圖說故事，帶領各位融入情節。我想在這本書敘述一段往事。某一天，就在眨眼之間，我的腦袋不再靈光，我的世界天翻地覆。

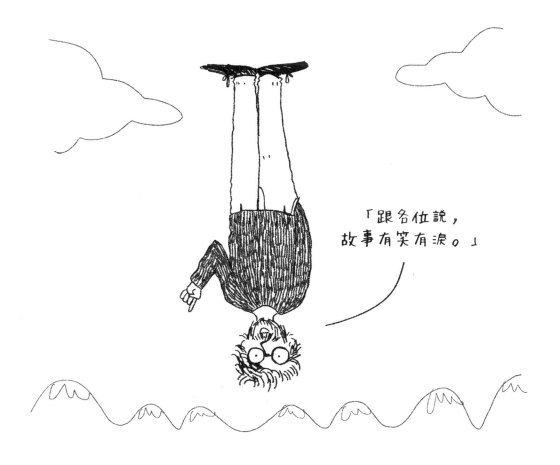

「跟各位說，故事有笑有淚。」

在爬梳這團亂之前，我考慮許久，畢竟剖析內心不那麼容易，你會感覺自己暴露在大庭廣眾之前，彷彿在做什麼見不得人的事，但不論如何，我希望我分享的經驗，多少對各位有用。

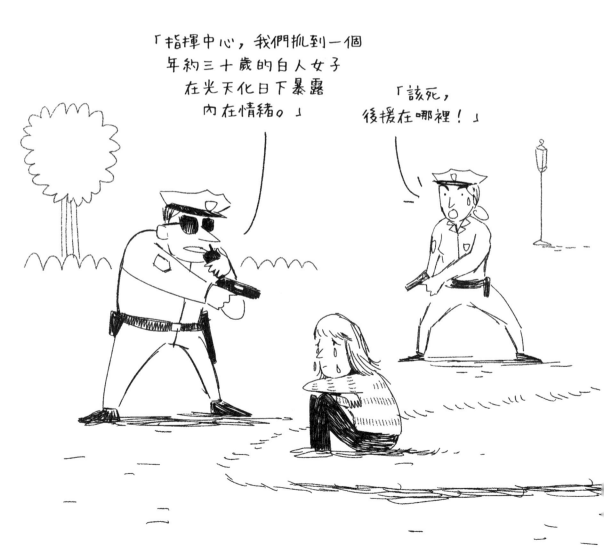

首先，
我想讓各位稍微進入狀況。

一切是怎麼
開始的。

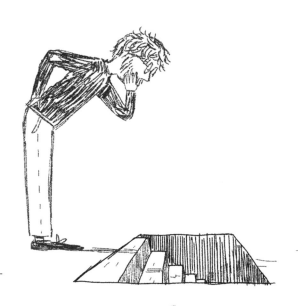

大概十年前，我失業很長一段日子。我被這件事壓得喘不過氣來，心情非常低落。（其實這根本不奇怪，因為不幸的是，大多數人在一生中總有不如意的時刻）。

當時我沒有睡袍，
不過很適合這張圖
的情境。

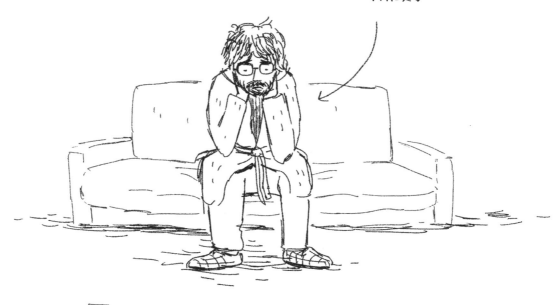

我是一個認真的插畫家，在此之前我做過8329459種不同的工作，因此，我對找工作要求不多。儘管如此，我的工作運還是不佳。而且在那時候，世界正遭逢非常嚴重的經濟危機，對我更是雪上加霜。

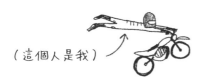
我從事過的幾種工作

多職實習生
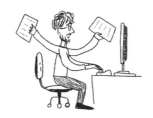

保齡球館
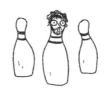

飛車表演會場
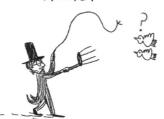
（這個人是我）

充氣城堡
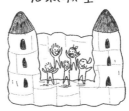

馴鳥師

色情網頁詐騙公司

注意：以上有一個是我假掰的！

我跟當時的女友勞拉（Laura）在家裡的相處開始變得緊張，我們盡全力支持對方，但是這樣的狀況，造成狠狠的消磨，於是不可免的，我們受到影響了。

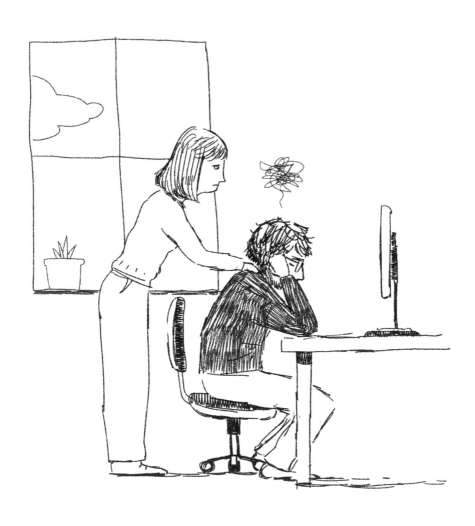

與此同時，我正等待著工作上門的奇蹟降臨。我深信一找到工作，所有問題將迎刃而解。

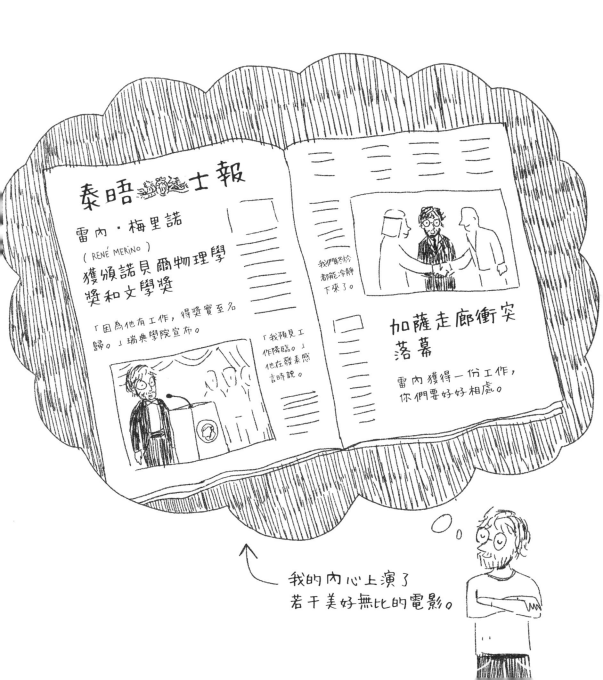

（圖中報紙文字）

泰晤士報

雷內‧梅里諾
（RENÉ MERINO）
獲頒諾貝爾物理學獎和文學獎

「因為他有工作，得獎實至名歸。」瑞典學院宣布。

「我預見工作降臨。」他在發表感言時說。

我們終於都能冷靜下來了。

加薩走廊衝突落幕

雷內獲得一份工作，你們要好好相處。

我的內心上演了若干美好無比的電影。

時間過去了，終於
在一個大吉之日……

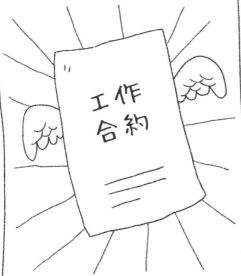

透過一名女性朋友，

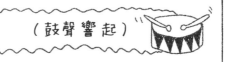

我在一間地毯公司
找到工作。

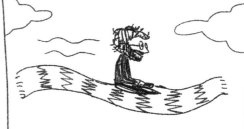

加上這份工作，我的履歷
上只差太空人和動物標本
師了。

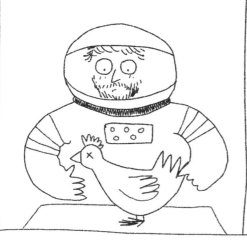

我沒解決這個世界的問
題，也沒獲頒諾貝爾獎，
但是我大大鬆了一口氣。
我歡天喜地。

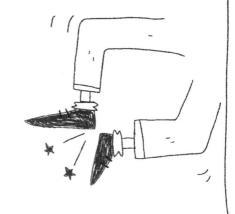

開始新工作的那個禮拜，我一覺到天亮。

我心想：「霉運終於結束。」

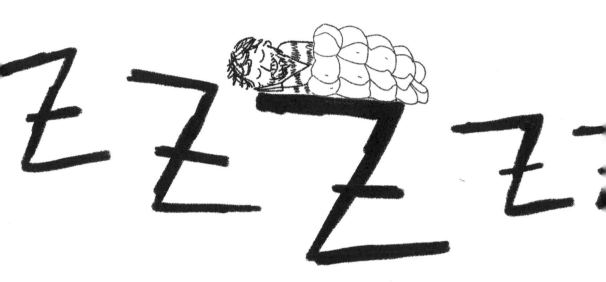

一切相當順利，直到有一天……

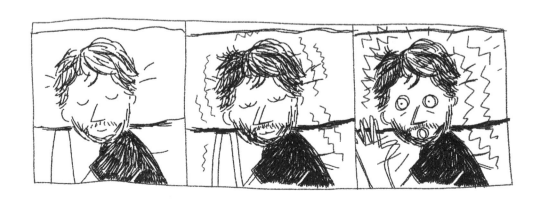

開始走下坡

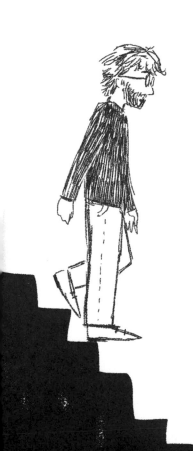

焦慮

大多數人走到人生的這個階段，或許都曾有過幾次焦慮，概括來說，焦慮是一種可以描述的感受，如恐懼、不安，有時在某些狀況可能惡化成恐慌。

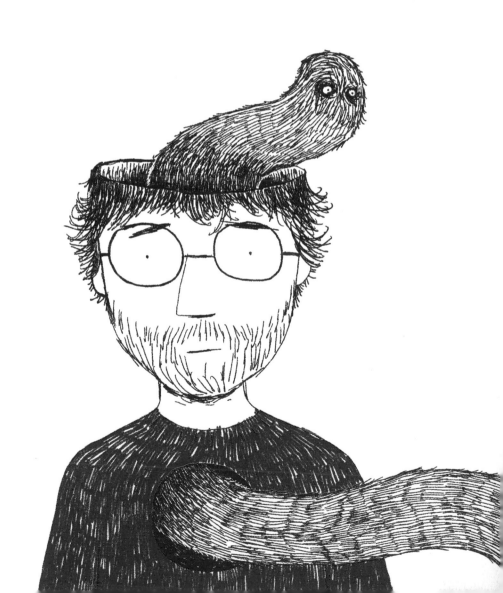

焦慮是一種正常的感覺，甚至能幫助我們保持警覺。問題
在於，明明沒有什麼特別原因，恐懼或不安感卻開始湧
現，深深影響我們，甚至讓人動彈不得。

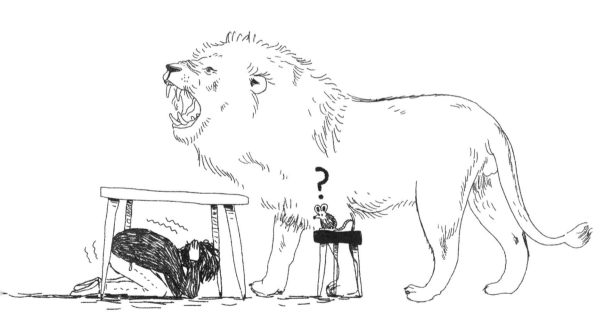

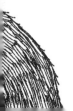

當焦慮第一次來襲，我甚至不知道自己發生什麼事。那一晚，我因為無法呼吸而醒來，我想著自己快窒息了，卻因為在睡覺，所以沒放在心上。

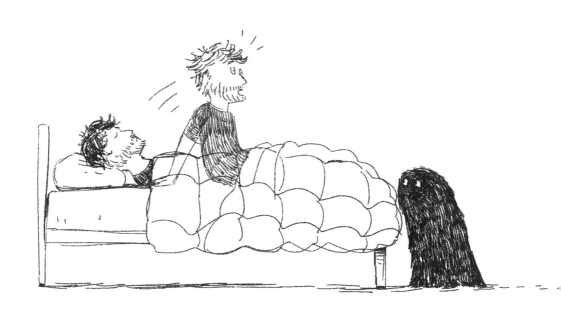

慢慢地，這個插曲一再發生，而且頻率越來越高。

不知不覺，這個
「小怪物」在我
的人生鑽了一個
窟窿。

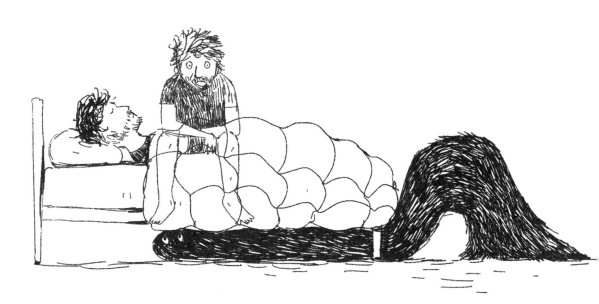

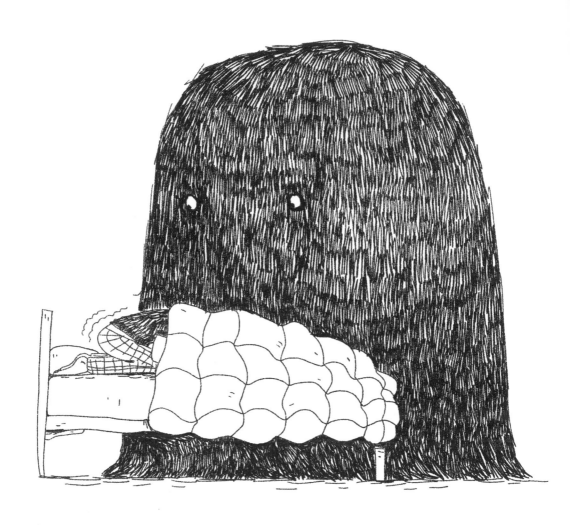

不過短短幾個禮拜，牠占據了我的夜晚，我開始害怕
上床睡覺。

這真是讓我驚慌失措，原本該感到舒服和安全的地方，突然間變成敵人的地盤。

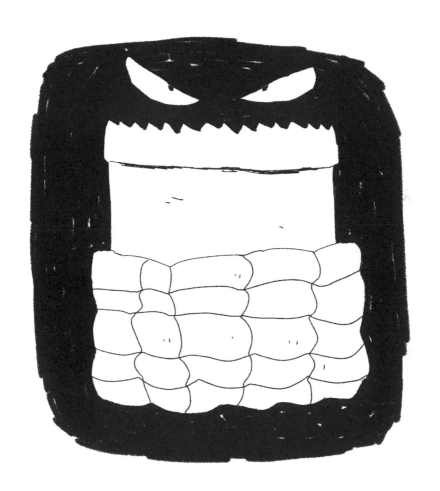

這輩子第一次，我考慮向外求援，儘管我沒把握真的會去做。

「求救」聽起來似乎很簡單。或許有人會說，不就只是張
開嘴，跟旁邊的人說：「嘿，能不能幫幫我＊？」但根本
不是這樣，至少以我為例不是這樣。有人會不由自主抗拒
接受幫助。那就像是一股超自然力量，只不過是反作用
力。沒有半點用處。

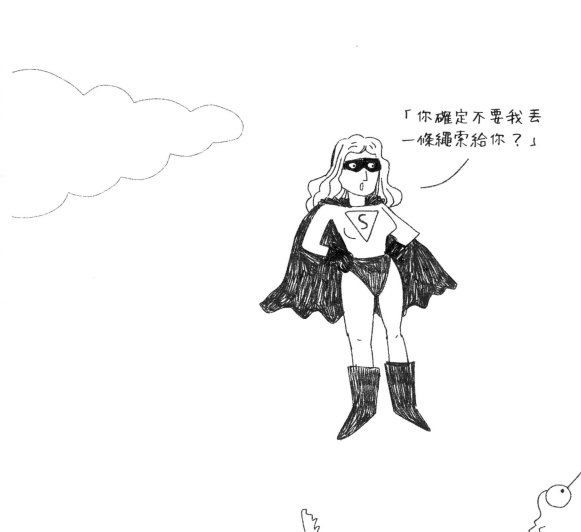

「你確定不要我丟
一條繩索給你？」

（＊）這一招的確有效。

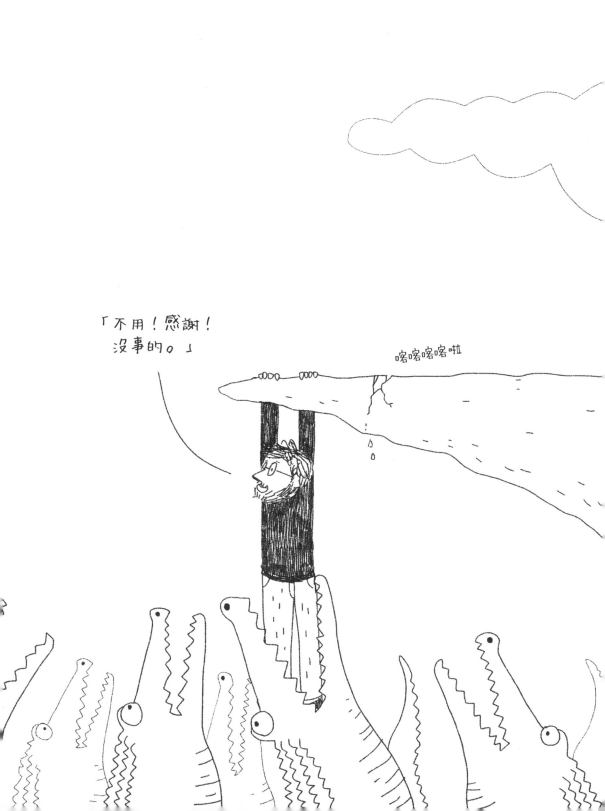

要知道，人不可能做到每件事，只能選擇不得不為了往前邁進而做的事。各位可以罵我混帳，但我還是要說，有時我都要費盡九牛二虎之力才能把這句話塞進腦袋。

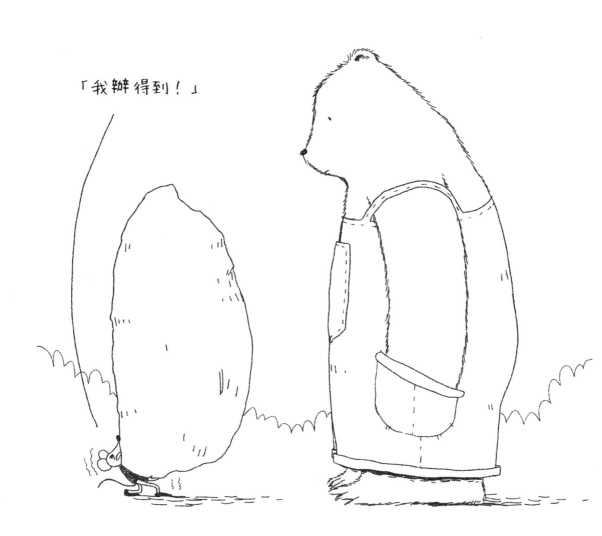

「我辦得到！」

我曾經向好幾個人詢問我的問題，不過他們都不是心理健康專家，無法幫我緩解問題。這其實是<u>我的錯</u>，但是你們要了解，在當時我根本不知道能向誰求助。

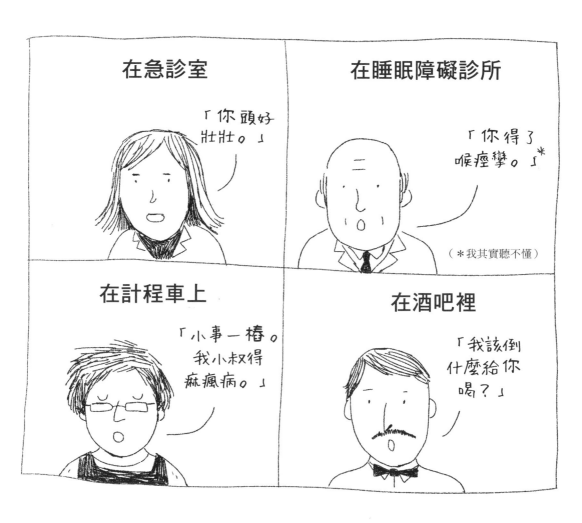

（他們都是專業人士，但都不符合我的需要。）

當我開始跟其他人傾訴我的遭遇後，我發現，我在多數時候從未注意內心真正的感受。

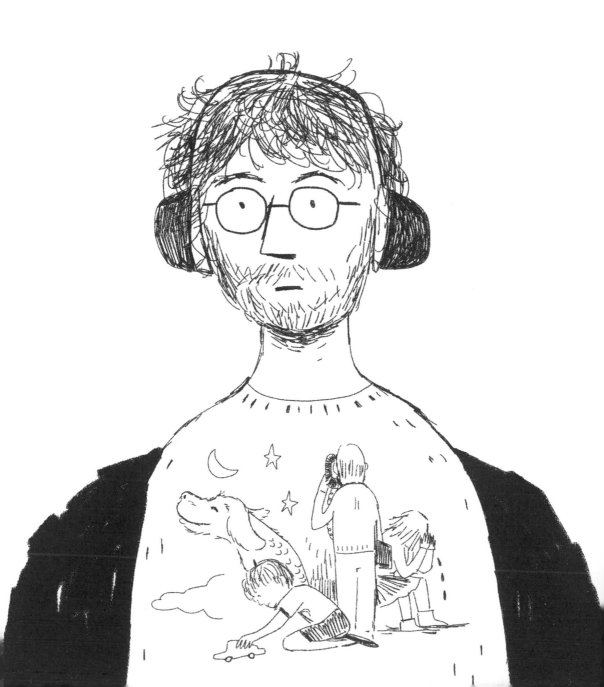

我們的內心一直有個聲音，這個聲音一定厭倦了不曾被聆聽，此刻正在大發脾氣。

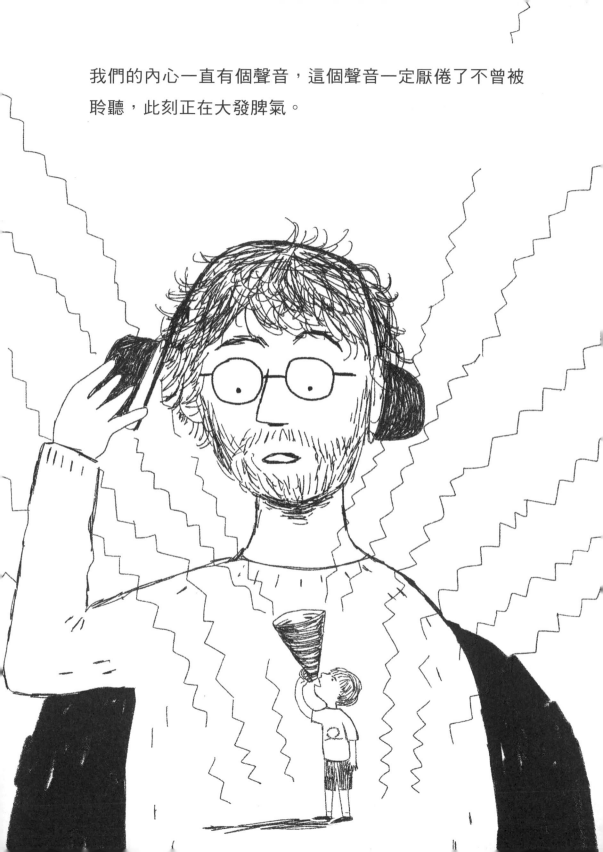

那段日子真不可思議，特別是天黑之後。我感覺一切越來越沉重，儘管如此，我卻不知道自己病入膏肓，也不懂得抒發，我只是決定視而不見。

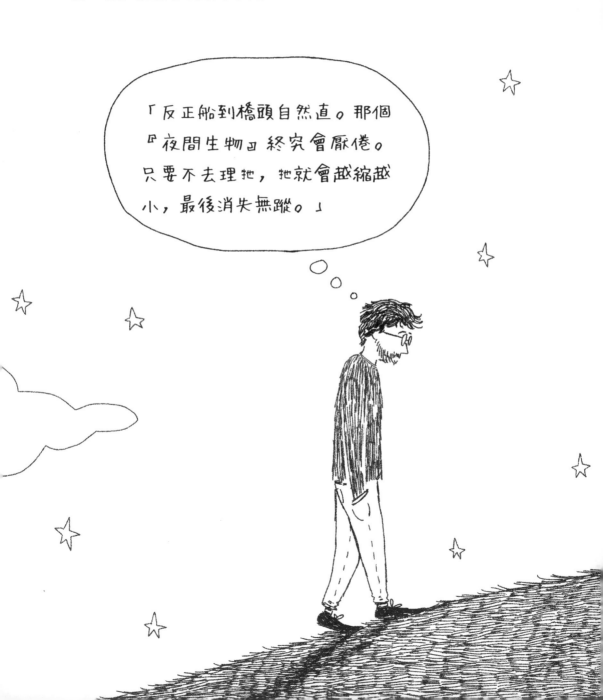

我反覆琢磨這幾句話，試著安慰自己，我相信有一天起床，我會神清氣爽。就像感冒後康復。

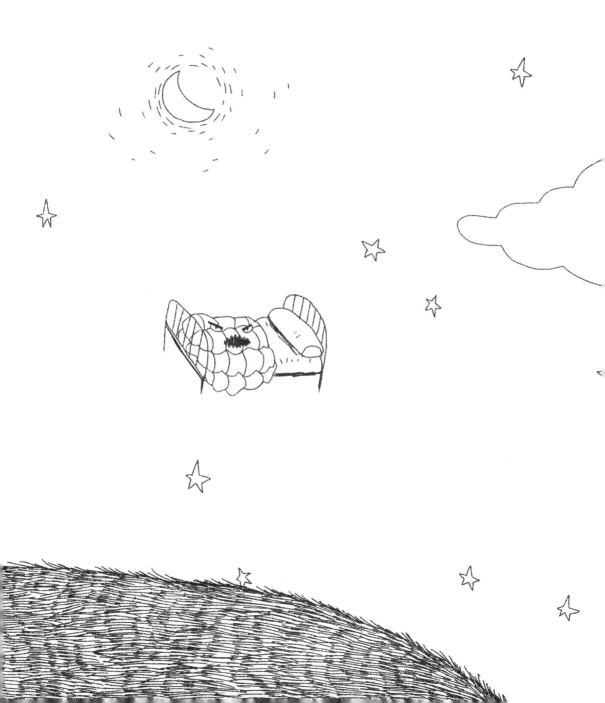

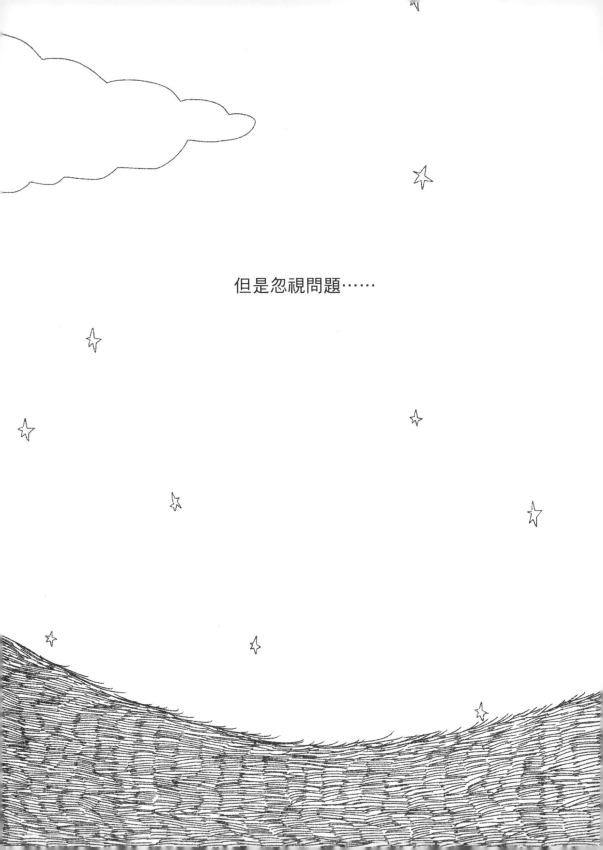

但是忽視問題……

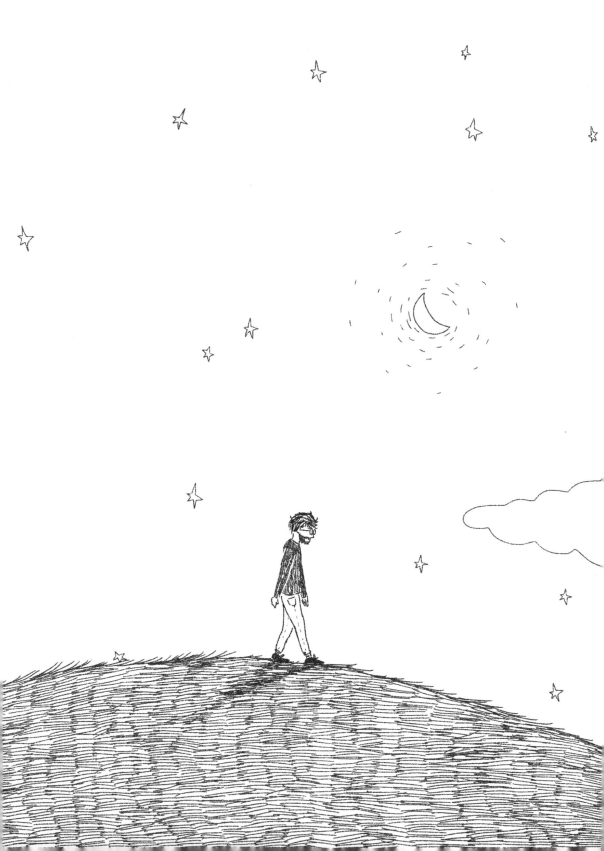

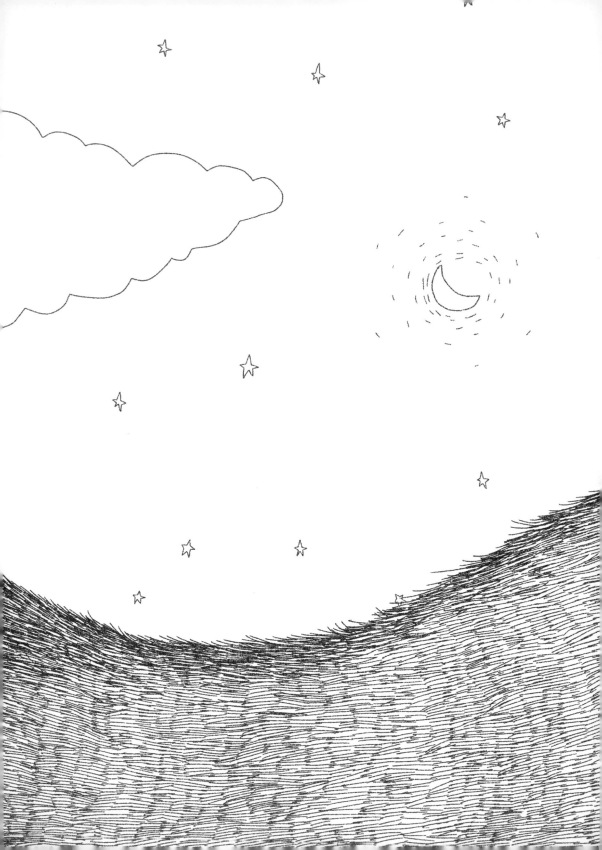

不會減緩問題。

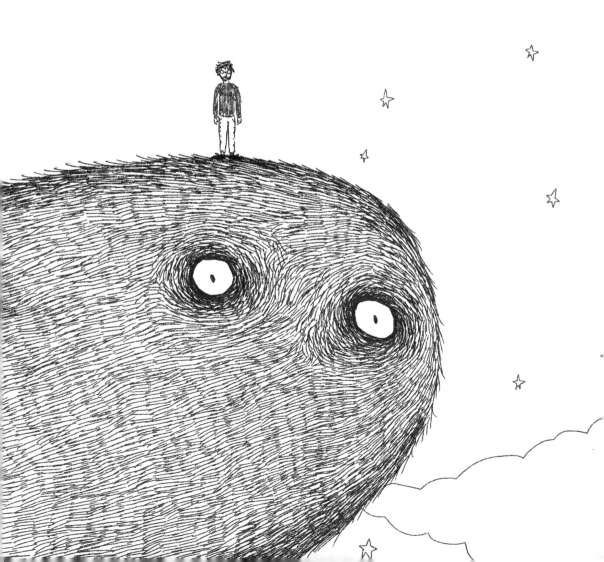

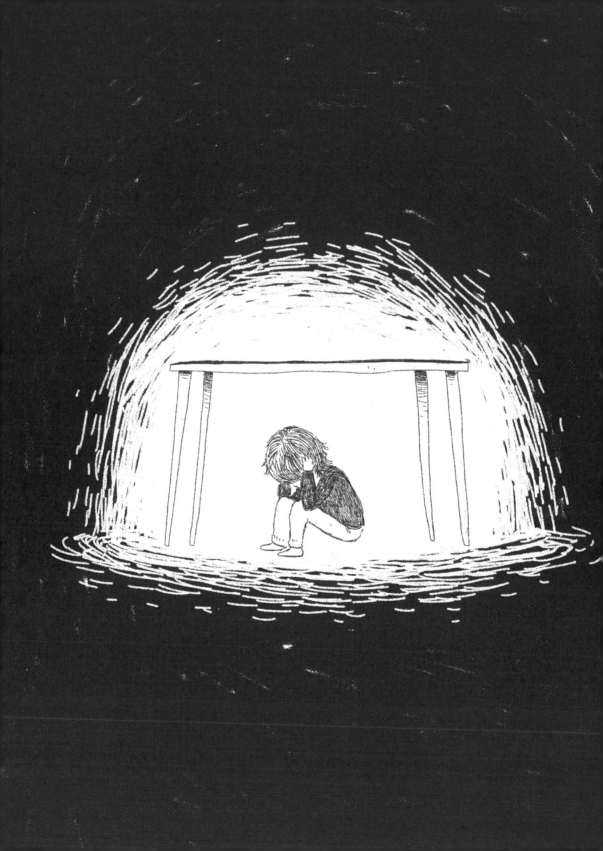

恐慌

當「恐慌」來襲，會惡化到另一種層次。大家試想一下，那種感覺就像受夠類固醇引發加乘的焦慮，症狀變化莫測。

其中幾種症狀

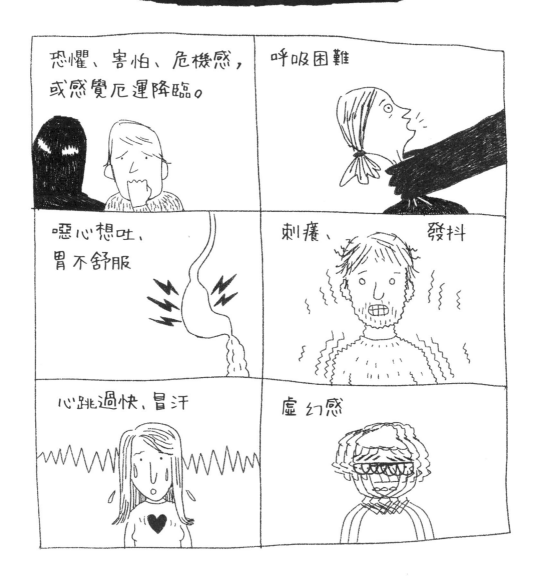

是什麼引起的？

科學界並不太清楚原因。但可以確定的是，某幾種特定因素會催化，比如：

· 家族有前例

· 長時間承受壓力

· 曾罹患某些疾病

　　（如沮喪、憂慮，或甲狀腺機能亢進等等。）

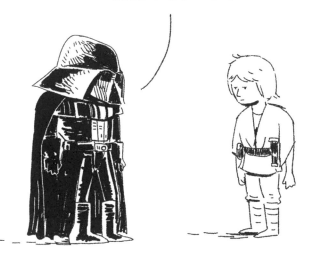

「你內在的力量強大。
但只要恐慌來襲，
一定能擊倒你。」

以我為例，這種發作慢慢出現。一開始我感到脖子輕微搔癢，就像一股微弱的電流竄過，同時伴隨大量的負面想法。

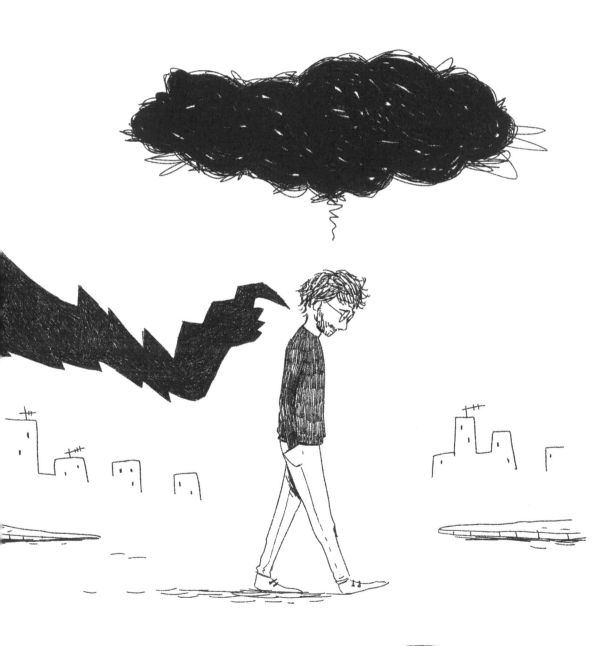

隨著時間過去，這種感覺越來越強烈，持續時間也越來越久：起先只有幾秒，然後是幾個小時，到了最後，一整天大多陷入這種狀態。

那段日子，最難的是對抗這些負面情緒風暴。

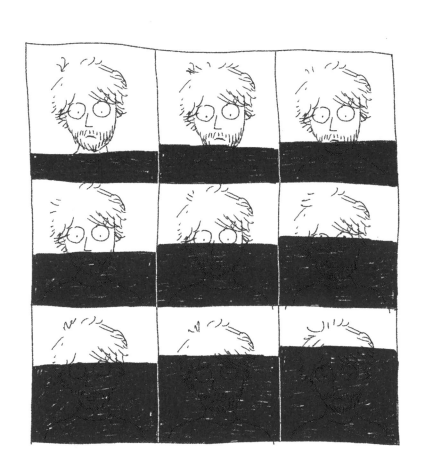

有時，恐懼讓我完全動彈不得。一股可怕的冷顫竄遍我全身上下，我的腦海再一次充滿糟糕的想法，然而我的四周一片祥和。

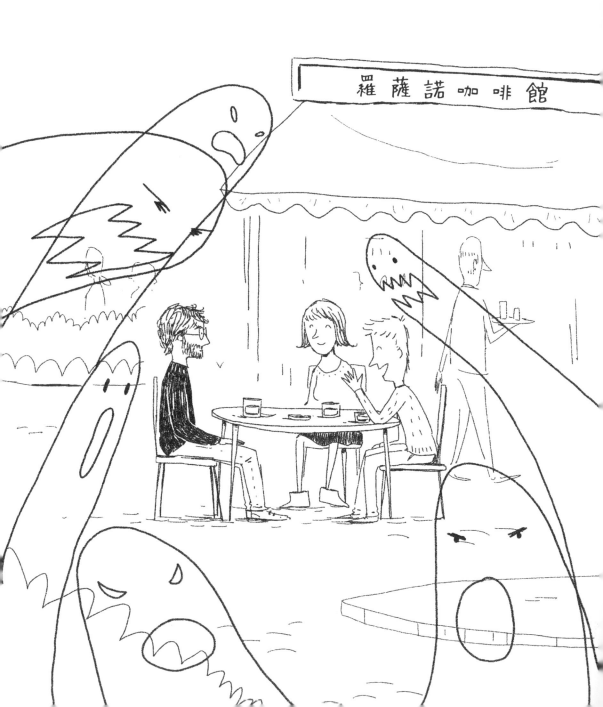

有一天夜裡，我驚醒過來，發現自己無法動彈。我的身體像塊木板一樣僵硬。我睜不開眼睛。我痛苦扭動，幾秒過後終於能控制肌肉，用力打了個冷顫。這段遭遇又發生了幾次，每一次都像親身經歷真正的惡夢。

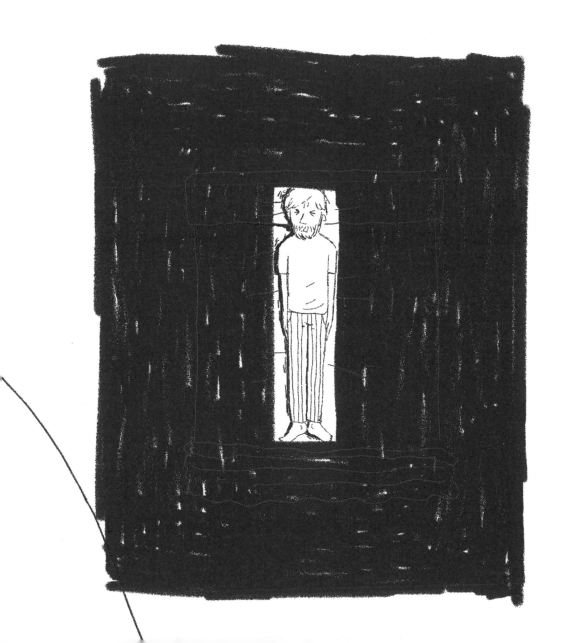

在這個時間點，我的頭腦混沌昏沉。因為大腦疲勞，身體付出了代價：我睡得少，睡得差，滿腹焦慮，甚至會嘔吐。因此我消瘦不少。

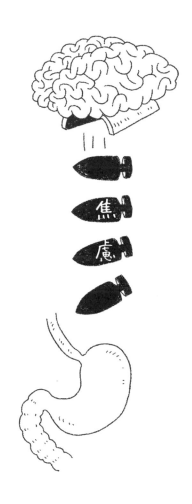

真不可思議，我們深受打擊的情緒竟然能影響胃部。我幾乎食不下咽，有許多人的狀況恰恰相反，但一樣傷身。

此外，我開始疏遠周遭生活，我不再參加他人的聚會，
因為我根本無福消受，我僅存的精力必須用在撐到一天
結束，以免半途不支倒地。對我來說，熬過白天黑夜，
就像翻山越嶺。

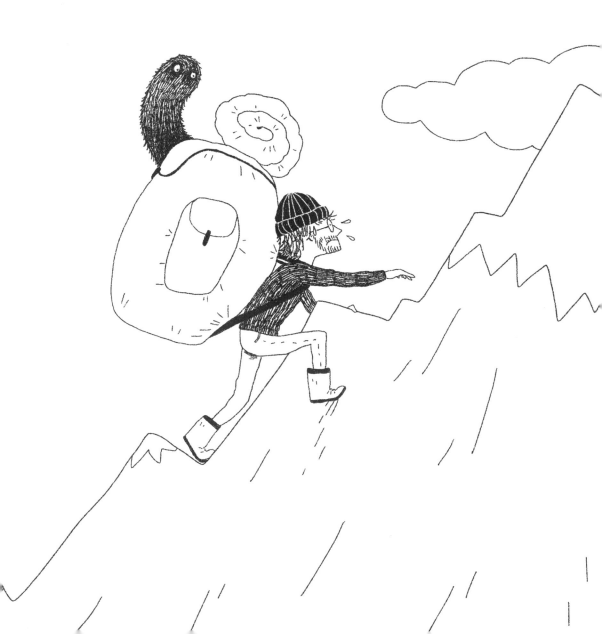

處在這樣的狀況，維持男女交往難如登天，我和女友決定分手。我們在家促膝長談，之後我送她到街上道別。回到公寓後，我呆站在門口，不敢進門。我安靜佇足好一會兒，直到鼓起足夠勇氣跨過門檻。

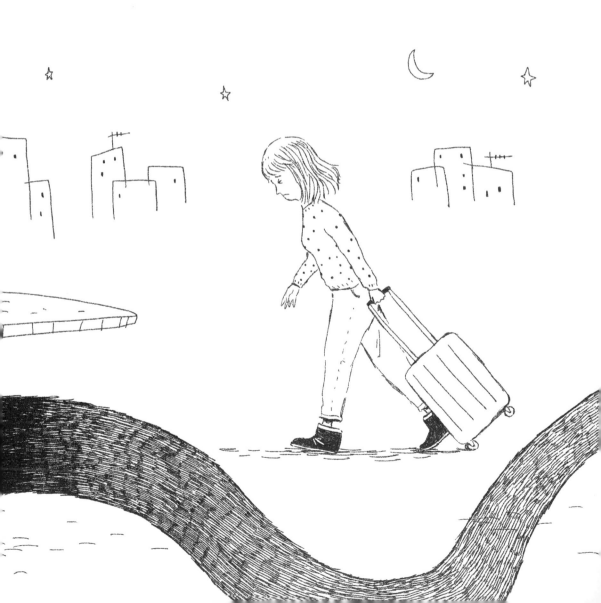

一進到裡面，千斤重的死寂重重壓在我的身上。我記得
我當時想著自己多麼寂寞，全都怪我遇到的問題。我問
自己，是否低潮已經觸底，我希望如此，我期待下墜已
經結束。

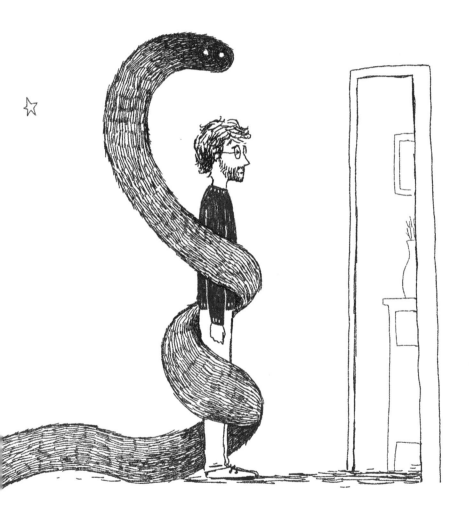

日子依然茫然和詭異……

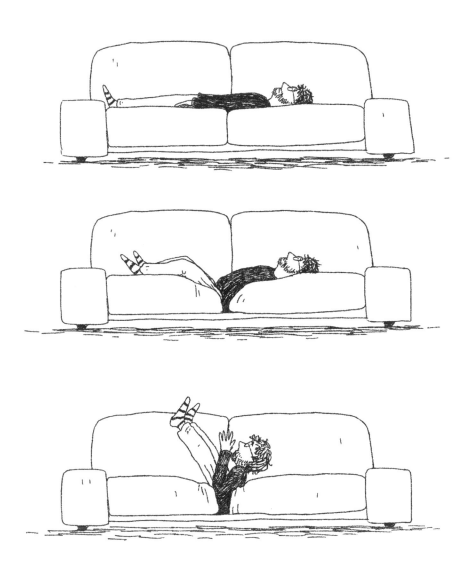

我在痛苦中麻痺，我感到意志消沉，我完全無法控制思考和情緒，只能任憑自己被吞噬。

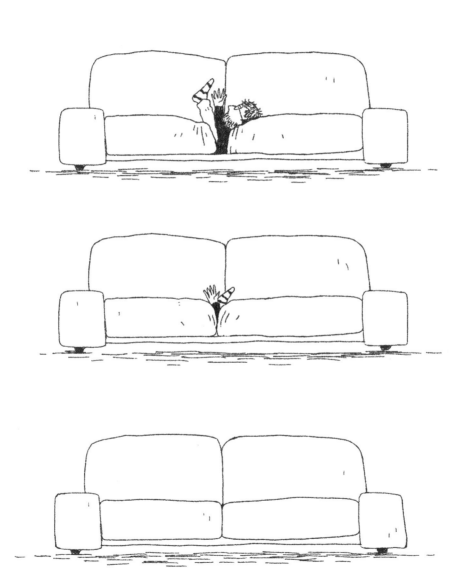

我很清楚，當時我不曾有過傷害自己的念頭，但我記得，
我強烈希望自己不存在。

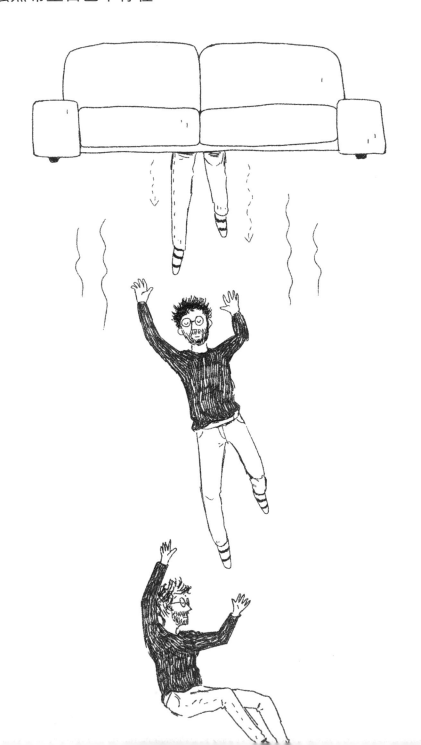

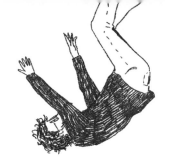
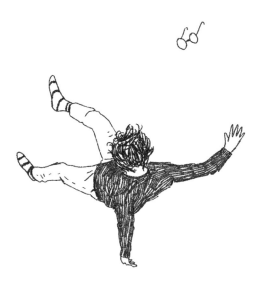
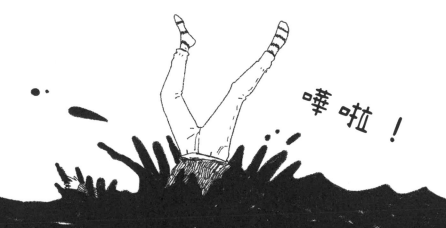

嘩啦！

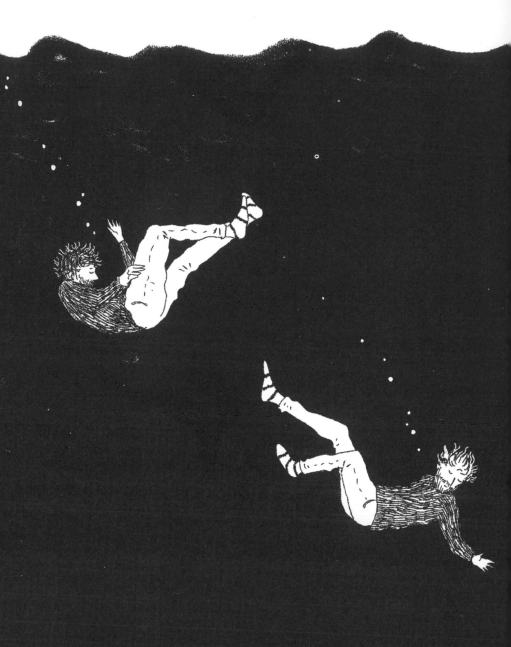

我希望一切停下來……

停止折磨

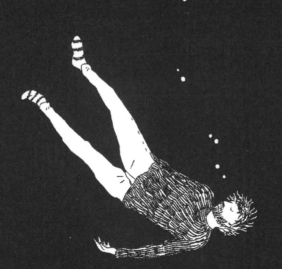

我希望自己停機

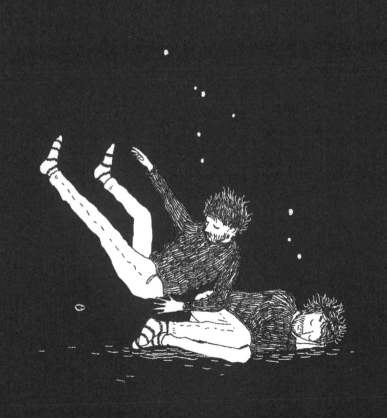

不要當自己

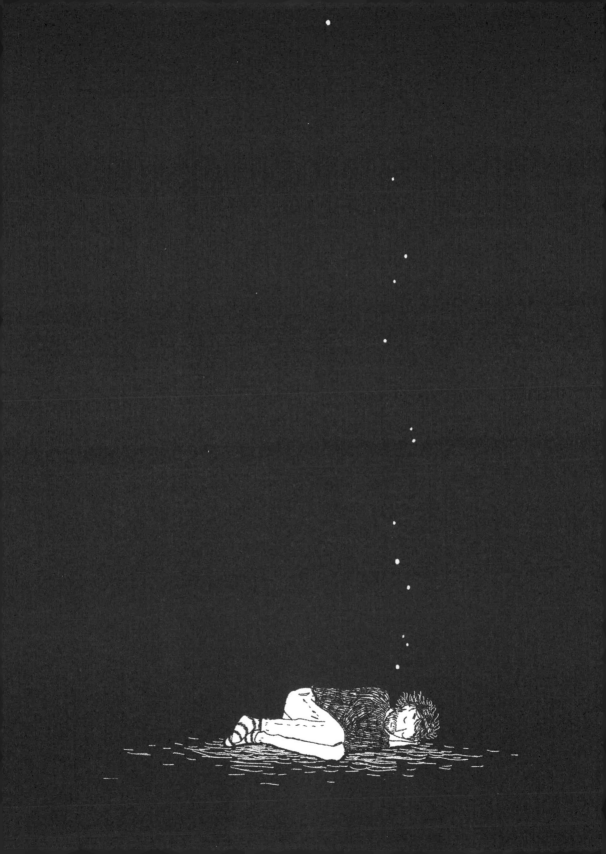

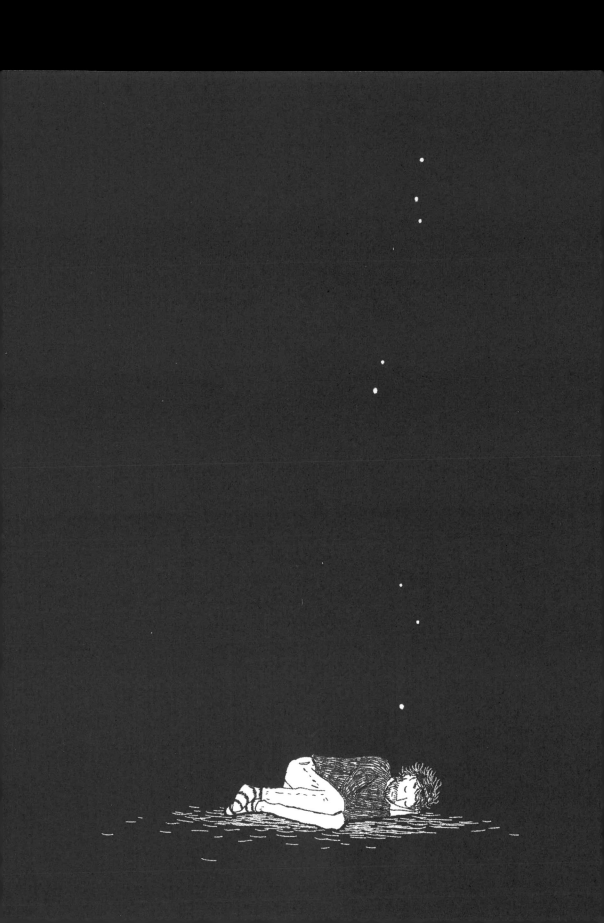

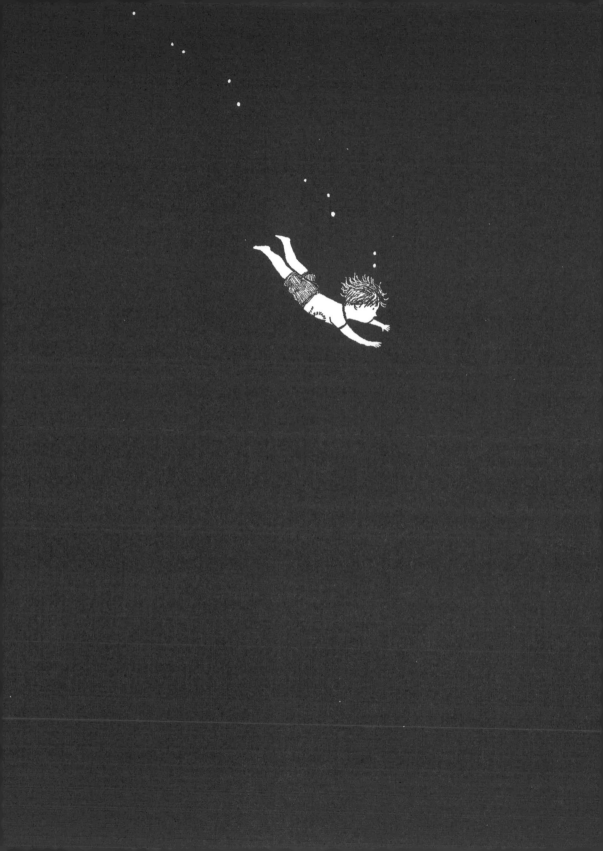

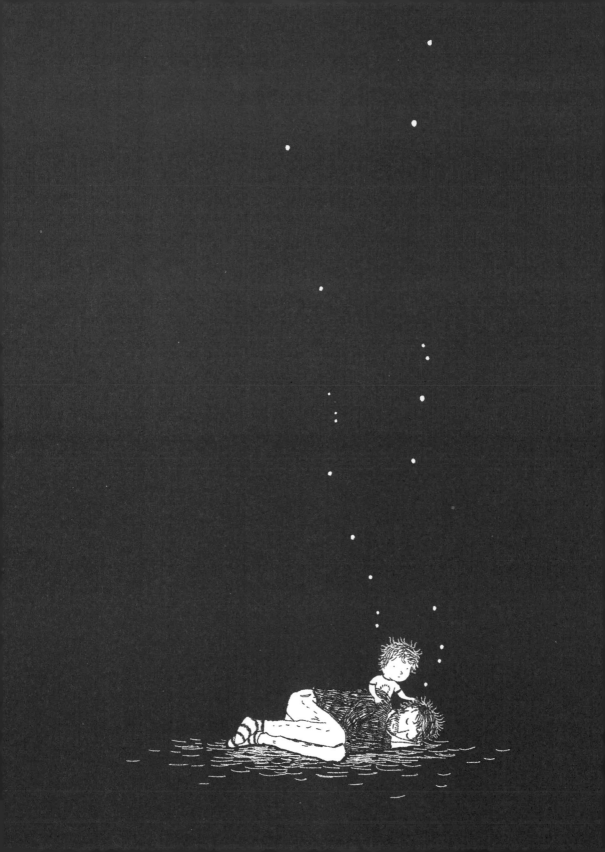

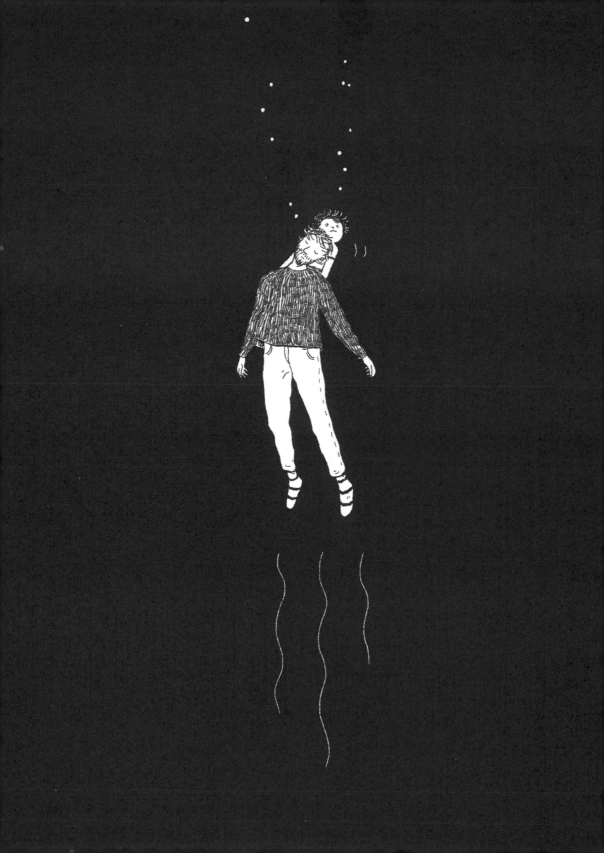

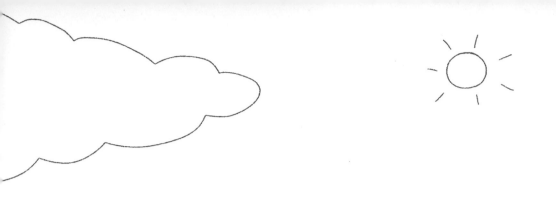

浮出水面

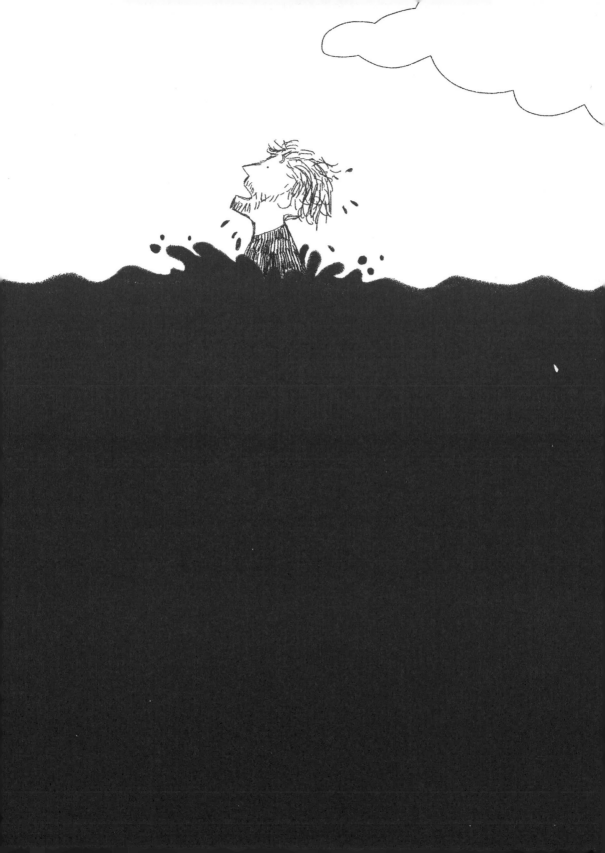

對我來說，進行「精神疾病」治療和「心理」治療並不容易。我強烈抗拒接受幫助（我會在接下來說明）。我腦子裡的無知和偏見，是多年來慢火熬成。

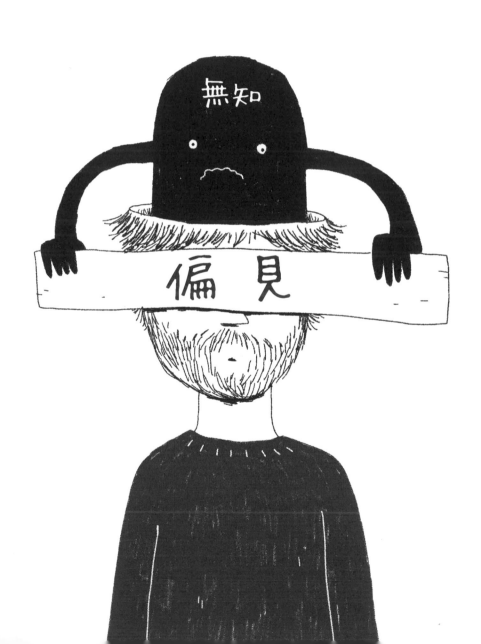

注意：精神醫學和心理學全然不同。這是再顯然不過的事實，但是對我來説，尤其是精神醫學，是一個我完全陌生的世界。我從未想過，我陷入這樣的泥沼，是因為「這些」只可能發生在其他人身上的事。

精神科醫師

- 專門治療心理疾病的醫生
- 專注在生理的治療和診斷
- 可以開藥（雖然這不是治療病患的唯一方法）

心理師

- 攻讀心理學，擁有特殊專長，可以從事多領域工作：教育、心理社會、人資、法醫、運動員、研究學者、老師，或臨床講授。
- 不是醫生，不過在某些案例，學成時間可以和醫生相比。

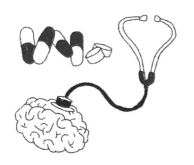

當然，兩者之間差異很大，但也有相似處，
而且遠比我在這裡提到的還要複雜許多。

我第一次看精神科醫師，根本不知道他會是什麼模樣。當我進入診間，浮現我腦海的第一個想法是：「好吧，我的頭腦生病了，我會在這裡獲頒一張正式的證書。」

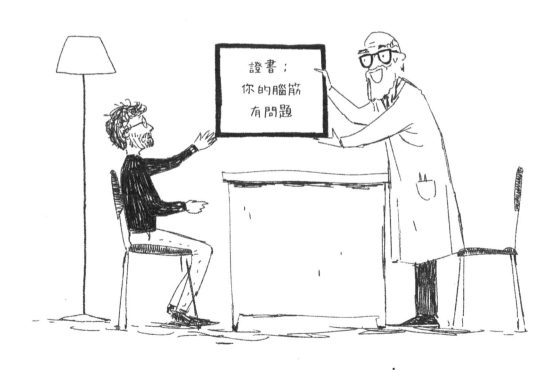

「我是不是瘋了？」當時我經常問自己這個問題。事實上，大多數人在一生中或多或少都有一定程度的焦慮、沮喪，或者心理健康問題，許多人甚至不自覺。

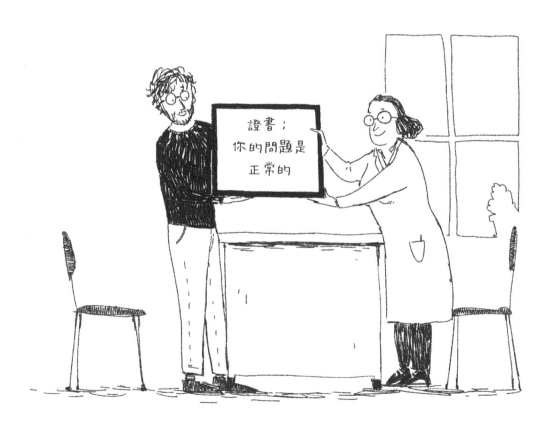

無論如何，這類的描述（像是發瘋、發狂，腦筋不正常……）
實在無法讓人自然看待這種我說的普遍的健康問題，這是從世
界形成就開始……

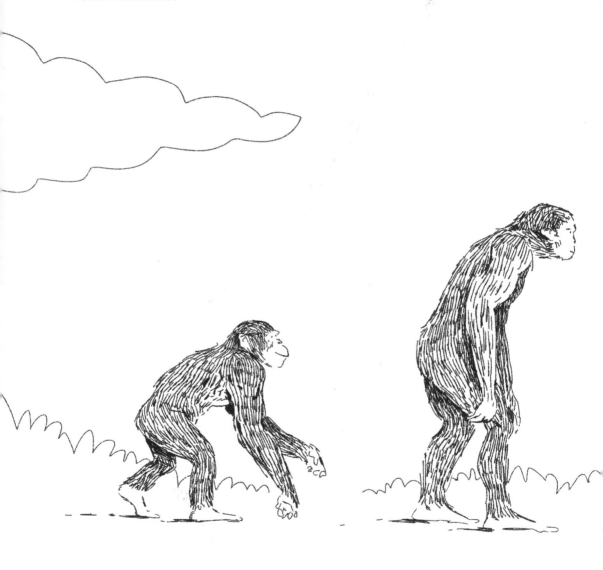

如果你的背後跟著
三個上百公斤的人猿，
你也會感到焦慮⋯⋯

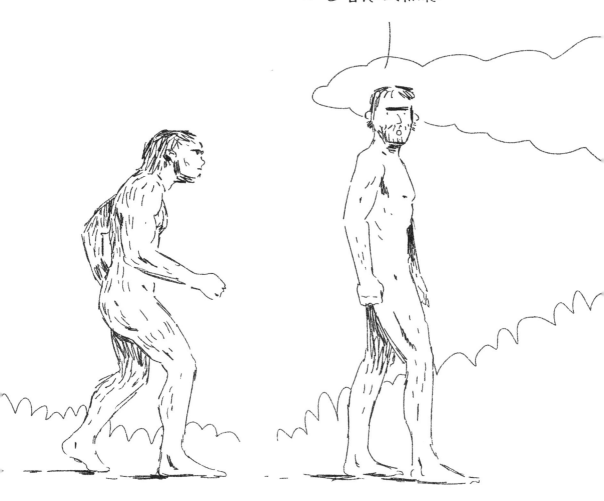

看精神科醫師之前，
我是怎麼想像去看精神科醫師的人：

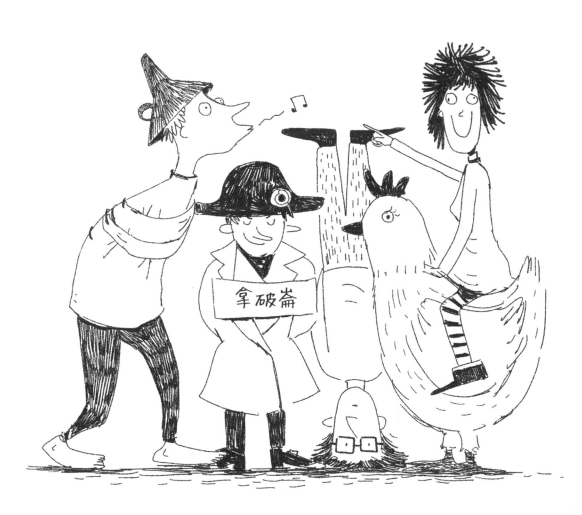

什麼樣的人會看精神科醫師？

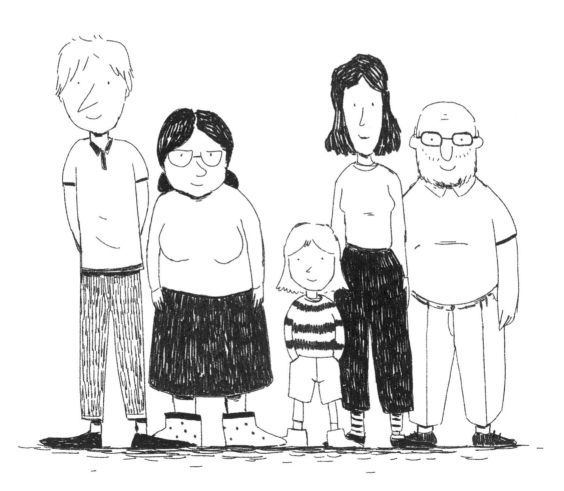

膠囊
殺手之夜

結果，看精神科醫師的經驗很不賴，他們非常細心，盡可能以最好的方式對待你，就跟其他醫生沒兩樣。不過最大的挑戰卻是藥物，沒錯。

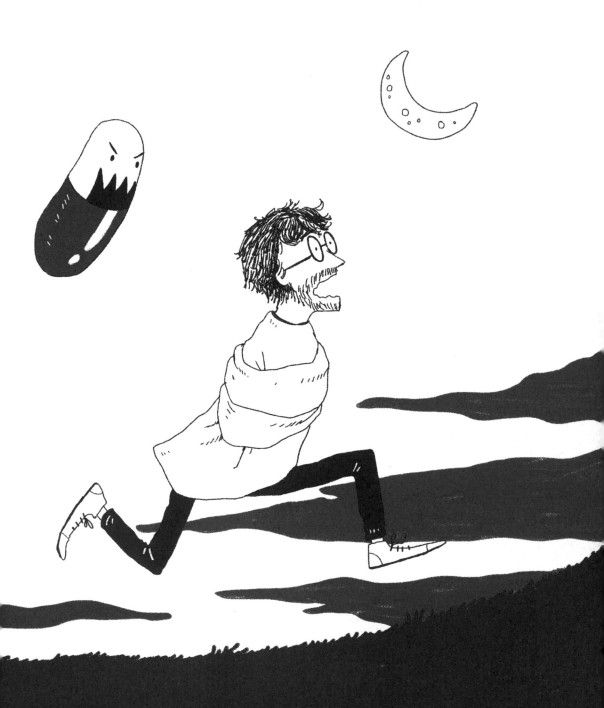

又一次，先入為主的偏見和缺乏了解，阻礙了我……
我說過了吧？我會在內心上演幾齣誇張的電影。

我敢說，一般而言沒有人喜歡吃藥。我們都認為，吃藥「治身體」非常正常，但治療任何有關「腦袋」的毛病，卻是另外一回事。看來，我們用不同的眼光看待這兩件事，幸好這種狀況逐漸改變，但是當我們提到自己正在服用抗焦慮藥、抗憂鬱藥，難免還是不太自在。

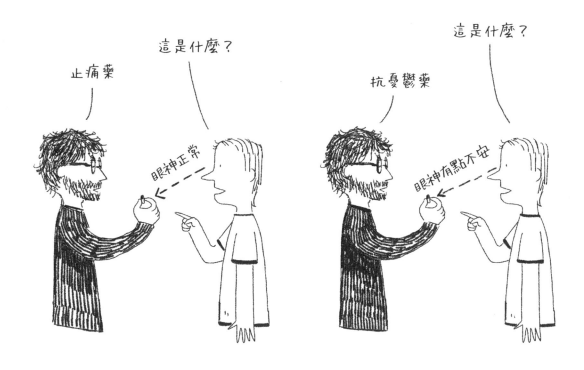

此外，我最怕的是，服藥可能會影響我幾乎荒廢的社交生活。我常聽人說，有些人吃藥有助睡眠，或可能出現副作用，況且吃藥不能喝酒，在我住的國家，當你說你不喝酒，會引起騷動。

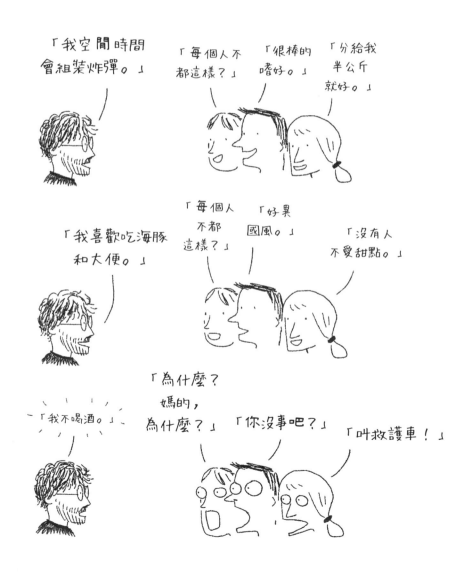

隨著時間過去，我漸漸習慣吃藥。至於我的社交生活，比預期中順利許多，每次出門透氣，我不再受不了不能喝酒。每到夜晚的某個時間點，所有人都會變身，這代表該是閃人的時刻。要找出這個時刻，一點都不困難……

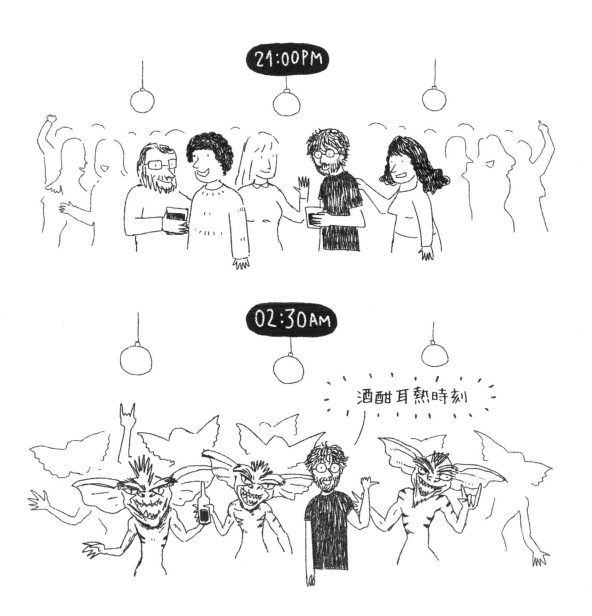

多虧服藥，我開始自己發現好轉，但是眼前還有好一段路要走。為了找出病根，我的精神科醫師建議我去看心理師。

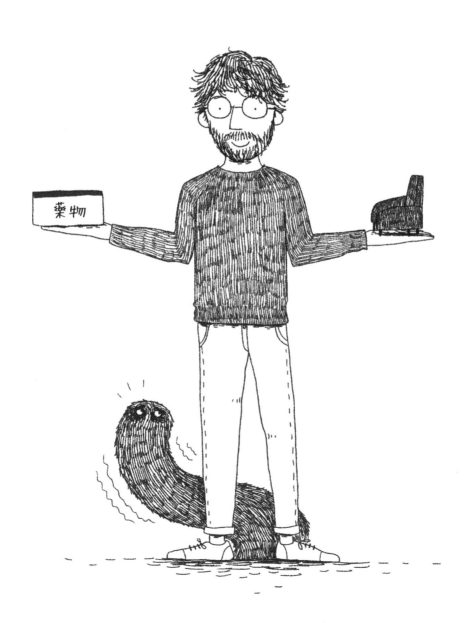

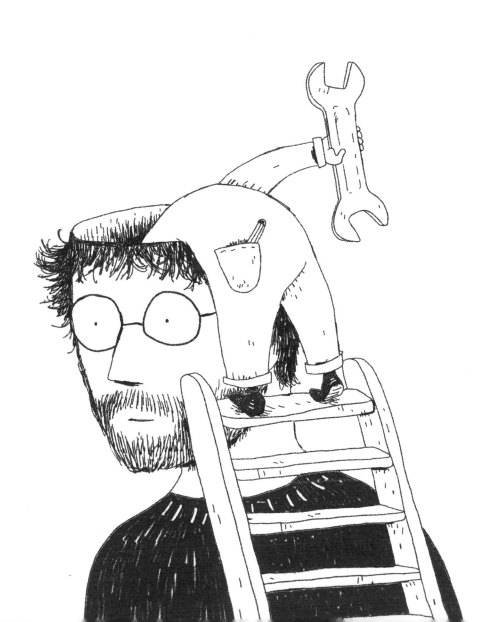

治療

治療是條漫長坎坷的路。我再一次不知道該怎麼預期。我坐在診間裡，感覺自己渺小、脆弱和無依無靠，然而，到那裡不久後，我心底的許多東西開始騷動，想要衝往外面的世界。

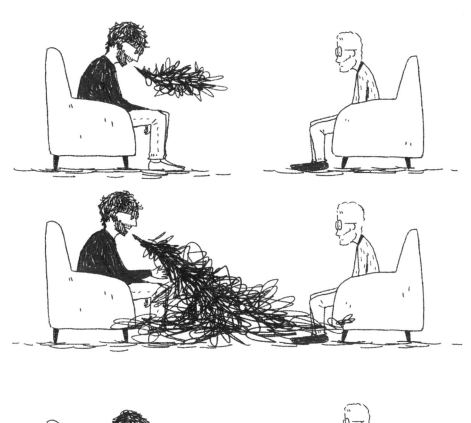

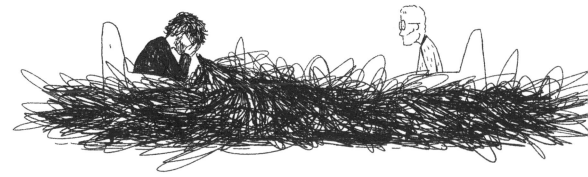

我想，心理師各形各色，關鍵在於找到跟你盡可能契合的那一位。我非常幸運。薩爾瓦多細心、體貼，他懂得專注聆聽，富有幽默感，除此之外，我覺得他的金玉良言，對我有幫助。

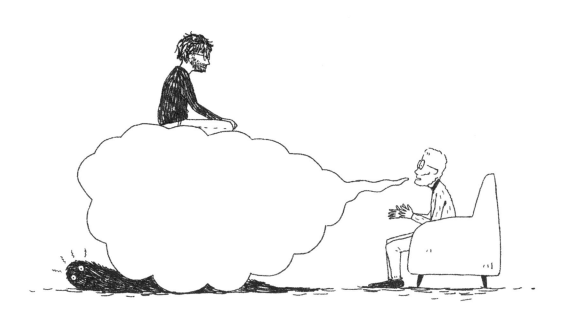

（這不是重點，我永遠不可能
像畫中這樣坐著）

起先幾個月，我亟需卸下心理重擔，我每一次求診都自在極了，我將他理想化，甚至將他視為賢者魔法師或巫師。

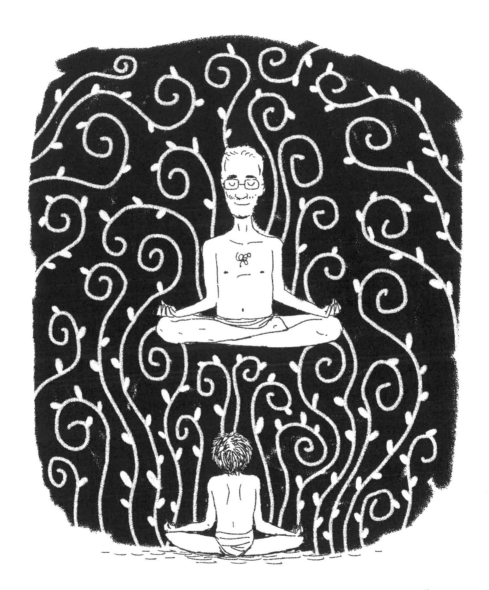

我想有必要澄清一下，我們從未用藥，總是衣衫整齊。

我也承認，有時候我無法完全理解他說的話，但幾個小時過後（或者幾天），我詫異地發現自己豁然開朗，一切兜了起來。可是我得要當心是在哪個地點得到天啟……

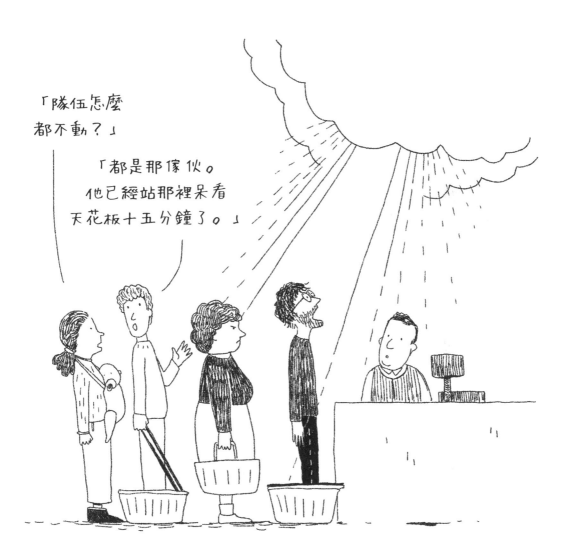

隨著治療大有進步，我慢慢發現，這樣釋放自己的美好經驗，也需要付出許多努力。這跟去三溫暖不同，不是把自己交給心理師施展他的力量，只要躺著睡個午覺就好……
我得要努力奮鬥，汗濕T恤，捲起袖子，準備好深度爬梳內心。

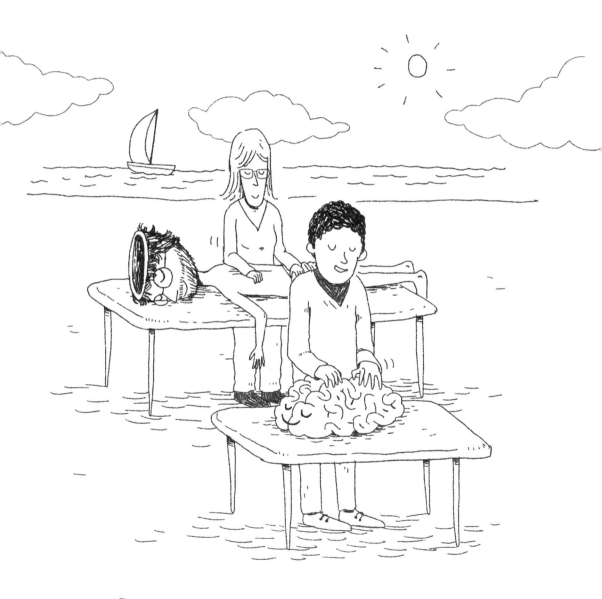

這真是累人。有時候，我把這裡想像成一間情緒健身中心：我得讓自我瘦身，帶著我的恐懼爬上格鬥舞台，直到我們能和平相處，潛入我的回憶最深處⋯⋯

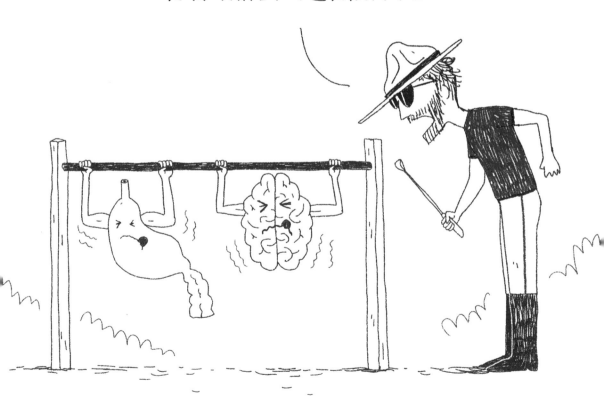

「加油！再一次！
你們是什麼？
是我的情緒中心還是肌肉？」

總之，我在治療上的斬獲彌足珍貴。

比如：

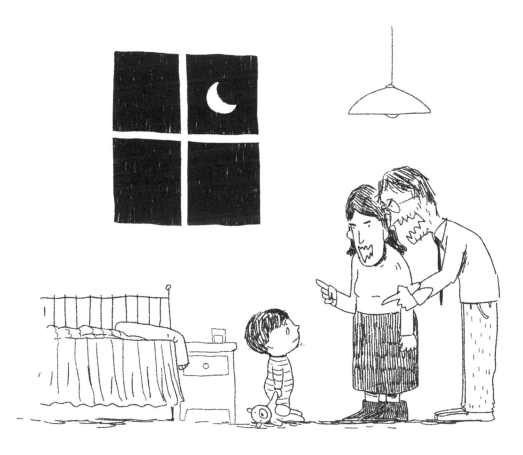

＃我有權利心情不好

有時候，我們會因為煩惱，想要生氣或怪罪自己。想像一下，有個孩子從惡夢驚醒，他向爸爸媽媽尋求安慰，但是他們非但沒有替他打氣，還責罵他。我們有時候也會這樣對待自己。

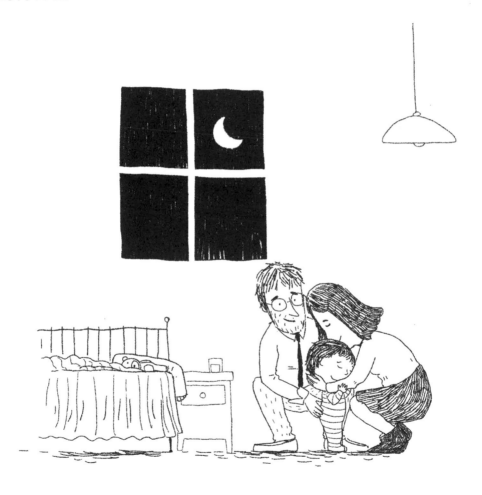

＃我的心理師對我說的話並非針對個人

他總是試著幫助我，他的言語或許對我有用，或許沒用，
即使忠言逆耳，也沒必要採取敵對態度。

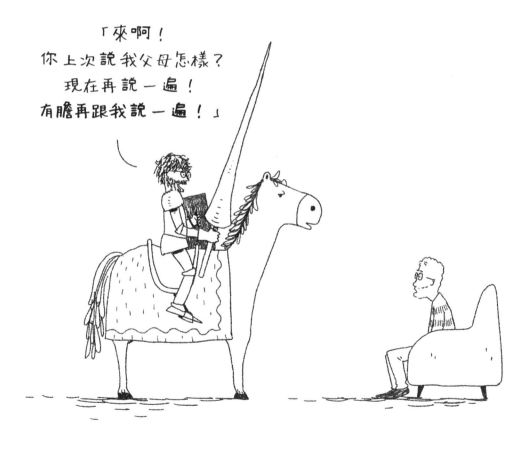

＃一切會好轉……就算是偶爾也好

當事情不如預期，要做的不只是被動接受解決辦法，
而是主動拿起工具行動。

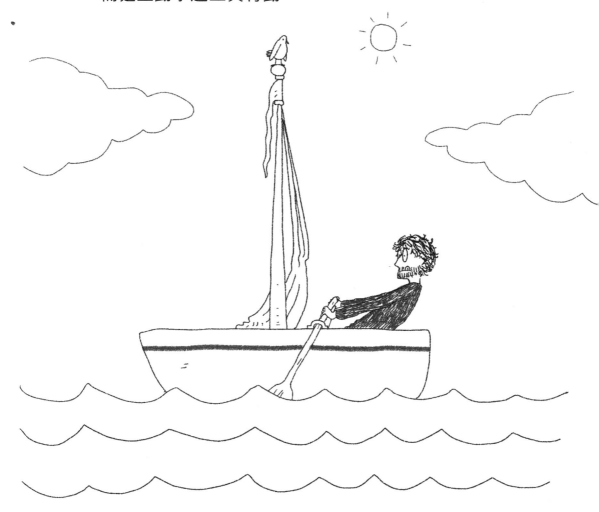

不然，隨風而去，划吧！

＃ 每個人都有傷口……

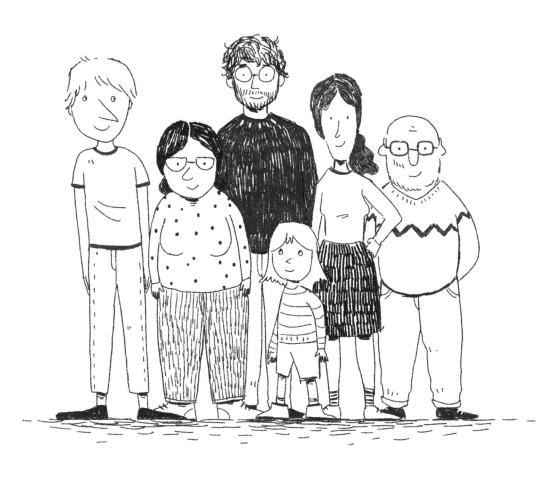

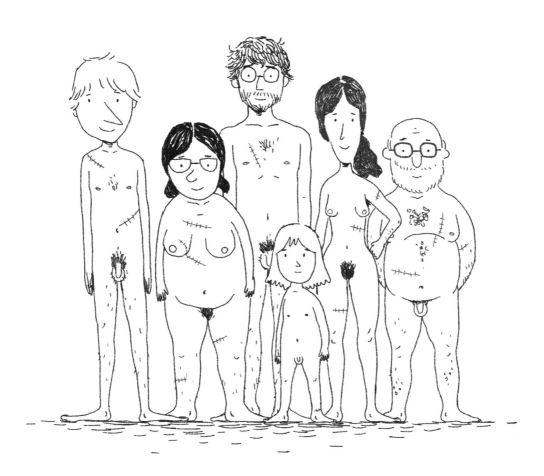

往後回顧，

那段日子就像一場奇幻之旅⋯⋯

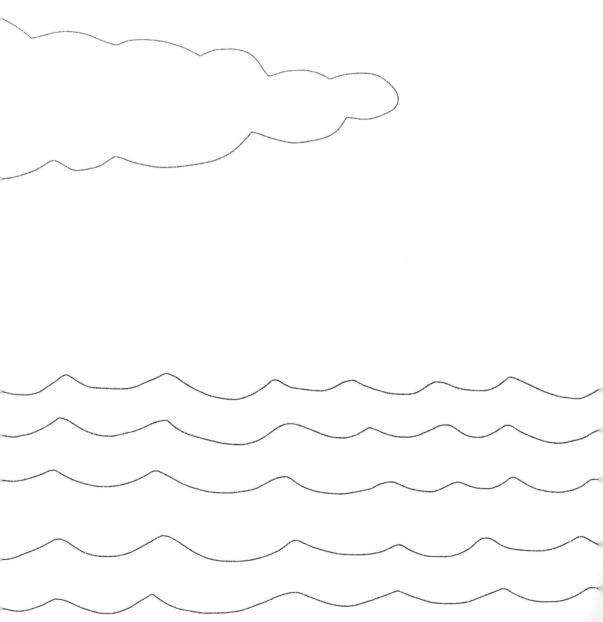

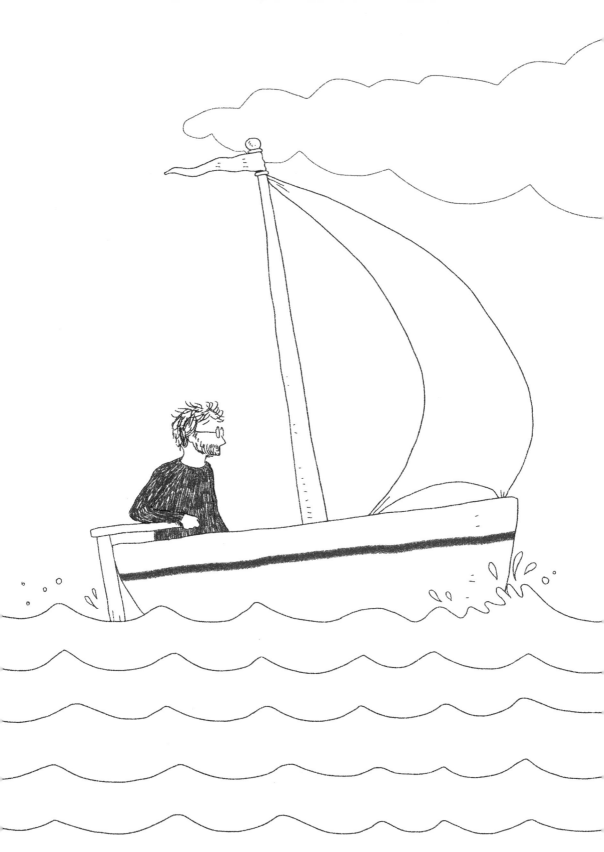

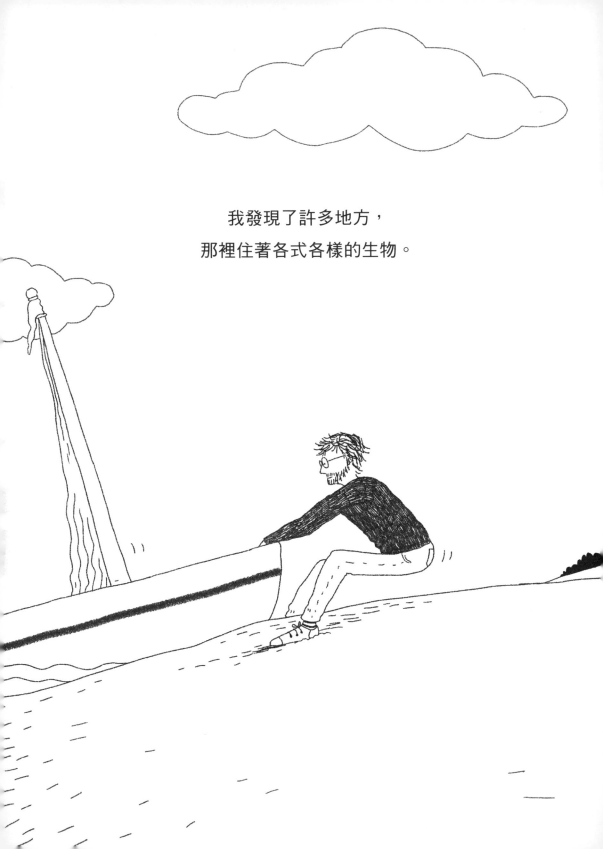

我發現了許多地方，
那裡住著各式各樣的生物。

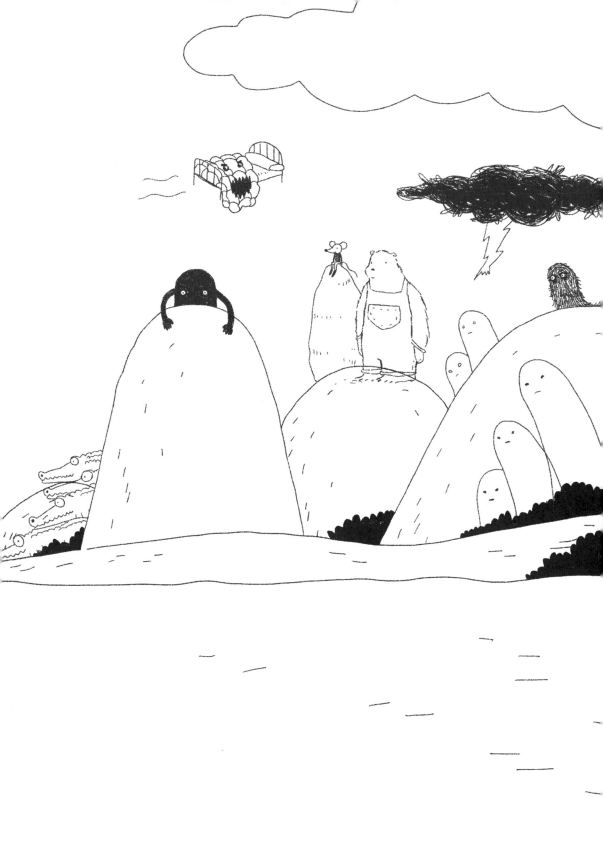

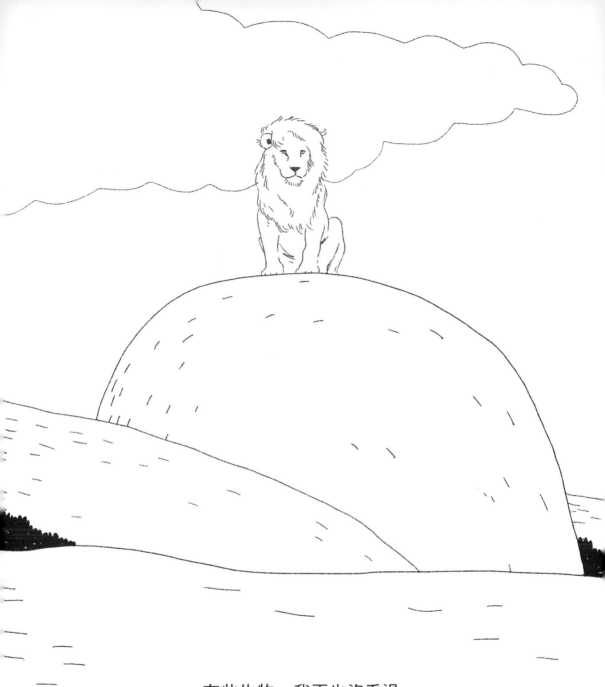

有些生物，我再也沒看過，
有一些偶爾來找我……

……但是我已經學會如何跟牠們相處。

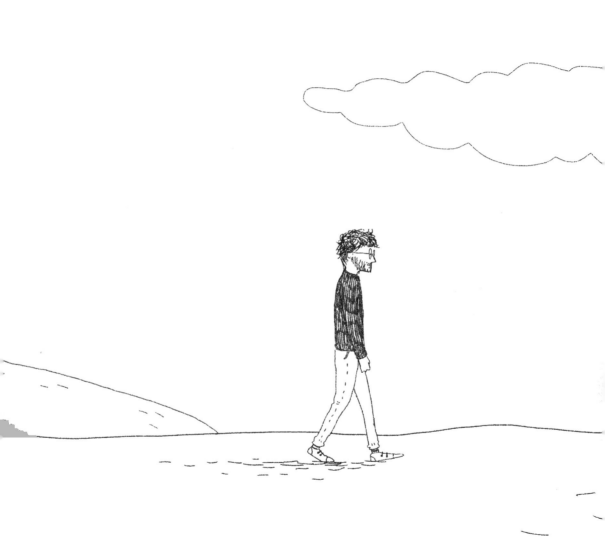

我在其中一個地方，
遇到一個飽受驚嚇的孩子。

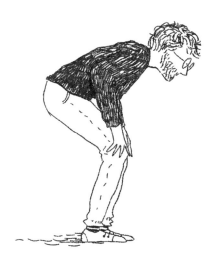
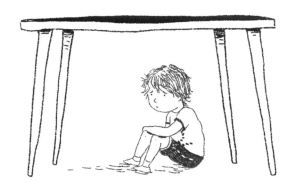

我們聊了許久，
仔細傾聽彼此，語氣充滿溫柔。

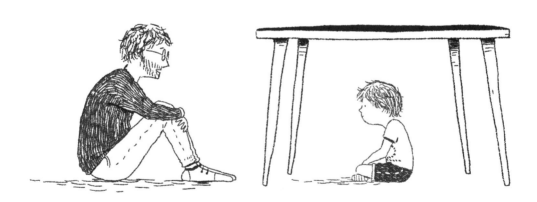

我們聊了些什麼並不重要。

至少對我來說並不重要。

重要的是，

我和那孩子的相遇……

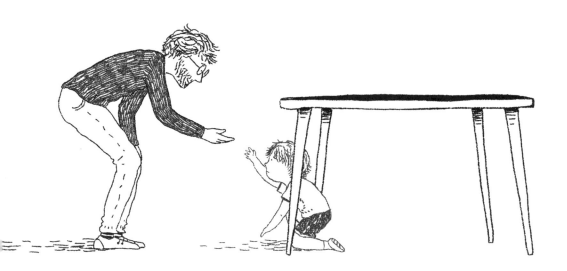

他因此不再恐懼。

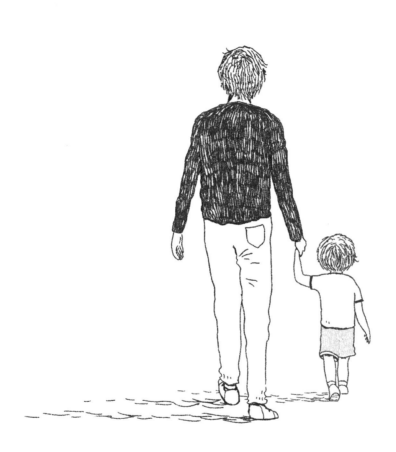

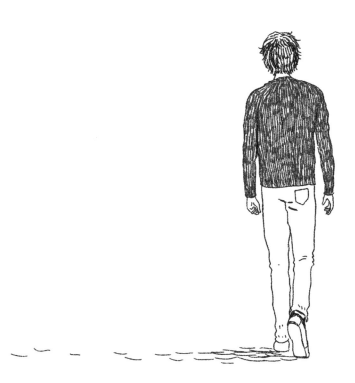

感謝所有在那段日子，

以不同方式陪伴在我身邊的人。

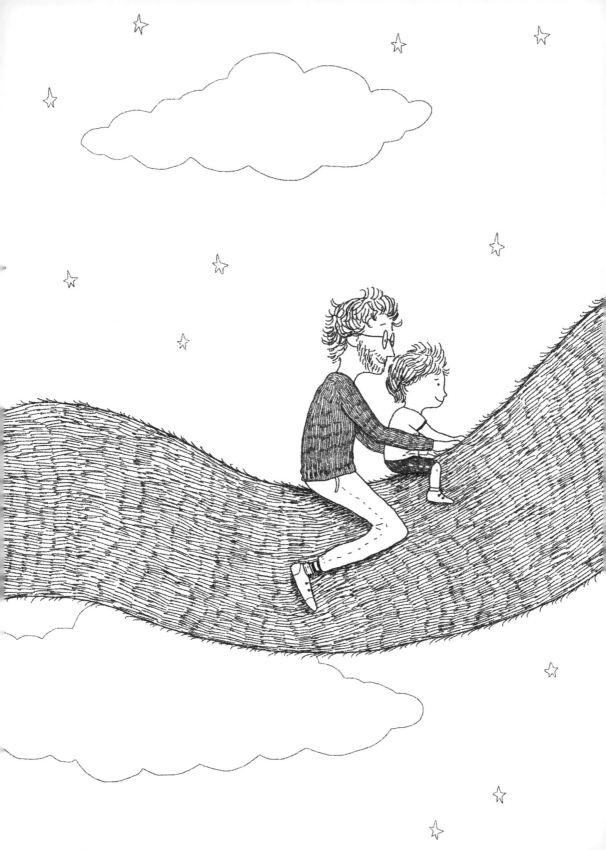

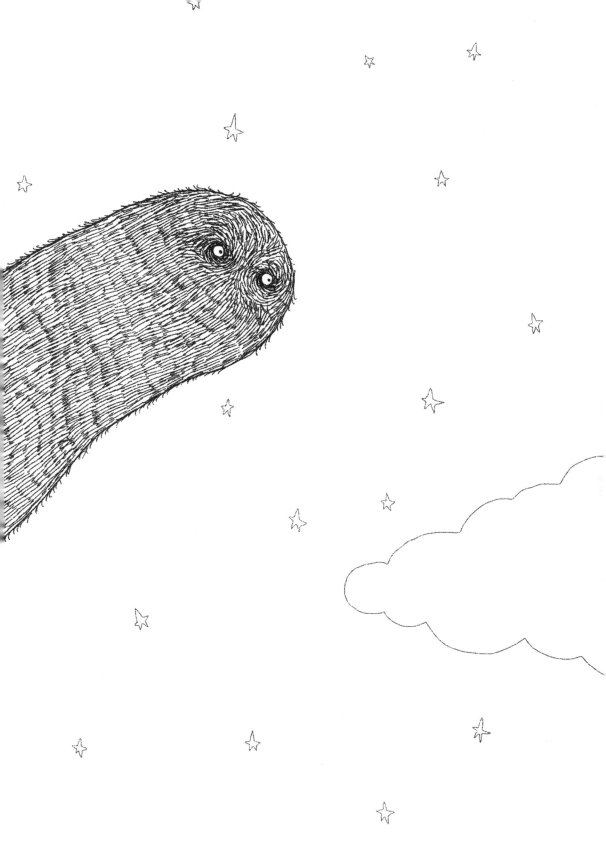

Titan 150

那一天，憂鬱找上我：
告訴自己，一切都會好轉

作 者｜雷內・梅里諾（René Merino）
譯 者｜葉淑吟

出 版 者｜大田出版有限公司
台北市一〇四四五 中山北路二段二十六巷二號二樓
E - m a i l｜titan@morningstar.com.tw http：//www.titan3.com.tw
編輯部專線｜（02）2562-1383 傳真：（02）2581-8761

總 編 輯｜莊培園
副總編輯｜蔡鳳儀
行政編輯｜鄭鈺澐
助理編輯｜郭家妤／張筠和
校 對｜黃薇霓／葉淑吟

初 刷｜二〇二三年八月十二日 定價：三五〇元

網路書店｜http://www.morningstar.com.tw（晨星網路書店）
TEL：（04）23595819 FAX：（04）23595493
購書Email｜service@morningstar.com.tw
郵政劃撥｜15060393（知己圖書股份有限公司）
印 刷｜上好印刷股份有限公司
國際書碼｜978-986-179-818-9 CIP：415.985/112009497

填回函雙重禮
① 立即送購書優惠券
② 抽獎小禮物

國家圖書館出版品預行編目資料

那一天，憂鬱找上我：告訴自己，一切都會
好轉／雷內・梅里諾（René Merino）著；
葉淑吟譯.——初版——台北市：大田，
2023.08
面；公分 .——（Titan；150）

ISBN 978-986-179-818-9（平裝）

415.985　　　　　　　　　112009497